拒食症の克服

Overcoming Anorexia

J. Hubert Lacey,
Christine Craggs-Hinton
and
Kate Robinson

訳 和田　良久
京都府立医科大学大学院 医学研究科 精神機能病態学 講師

株式会社 **新興医学出版社**

Overcoming Anorexia

Professor J. Hubert Lacey,
Christine Craggs-Hinton
and
Kate Robinson

Copyright© J. Hubert Lacey, Christine Craggs-Hinton and Kate Robinson 2007
Japanese translation rights arranged with
The Society for Promoting Christian Knowledge
through Japan UNI Agency, Inc., Tokyo

推薦のことば

　本書はロンドン大学精神医学講座のLacey教授らが著した「Overcoming Anorexia」の初版（2007）を，当教室の和田良久講師が翻訳したものである。Lacey教授は英国にあって，摂食障害の食行動異常にリストカットなどの衝動性が合併することを早くから「多衝動性過食症」（1985）として提唱されたことでつとに著名な精神科医です．内容は著者らの序文にあるように，神経性食欲不振症に罹患している患者さんおよび家族を対象に，その病態，症状，取り扱い，治療について全9章にわたって大変分かり易くまた簡約に記述されています．

　訳者の和田講師は，京都府立医科大学を卒業後，舞鶴医療センター（旧・国立舞鶴病院）や京都府立医科大学附属病院精神科に勤務するなかで思春期・青年期の精神疾患を専門分野とし，特にここ10数年は摂食障害の治療に専念している経験豊富な臨床家です．大学病院にあっても摂食障害患者の受診は年々増加し続け，種々の治療法に工夫がなされているもののまだ十分とはいえないのが現状です．和田講師は平成19～20年にかけての約1年間，Lacey教授が主宰するロンドン大学セント・ジョージ病院・摂食障害ユニットに留学し，イギリスでの摂食障害治療に接してきました．ちょうど，当教室で平成19年10月に第3回日本摂食障害学会を担当した際に，Lacey教授に海外招聘講演をして頂いたことや，当時の中井義勝日本摂食障害学会理事長のご推薦もあって留学が叶ったという経過もあります．

　世界中で種々の摂食障害治療が進むなか，Lacey教授らにより患者・家族への啓発が重要だと考えて執筆された本書は時を得たものであり，日本語訳として出版されることは我が国の本症に対する啓発にも貢献できるものと考えます．「はじめに」で著者らは「本書は医学書ではありませんが，読んで症状にあてはまる場合や，適切な援助が必要なときは医師に相談するように」と記載しています．

　とはいえ，その内容の簡約さ，分かり易さから，本書が当事者のみならず医師・看護職・臨床心理職・ソーシャルワーカー・自助グループなど，医療・看護・福祉に従事する方々にも参考になるものと考えここに推薦する次第です．

京都府立医科大学大学院医学研究科精神機能病態学教授
福居顯二

日本語版への序

　神経性食欲不振症は大変な疾患です。病気に罹患している人たちにとってだけでなく，その家族にとっても同様です。時には家族をばらばらにし，若い生命をしおれさせます。不幸なことに，余りにも多くの患者が，飢餓かあるいは自殺によって亡くなります。

　しかし，この暗く悲しい状況は存在する必要はありません。多くのことが，特に初期の段階でできるのです。

　どの患者の中にもいつも2人の人がいます。回復を求める人と，体重増加の考えを恐れている拒食症の人がいます。

　本書は患者と家族の両方に向けられたもので，その目的は，合理的な思考ができるようになっていく情報を提供することです。それは体重増加の恐怖を取り除くことはできませんが，実践と情報によって回復に向き合うための治療意欲を生み出すような道標を提供することができます。

　和田良久医師はこの障害を理解しようと多くの時間を費やしてきました。そのなかのしばらくの期間，彼はロンドンで私のチームに参加し，そこで治療に対して将来性のある貢献をしました。具体的にはセントジョージの摂食障害の臨床研究チームの活動メンバーとなり，小児，青年期，成人の入院治療，デイケア，外来サービスで活動していました。その経験の中で，私たちと同様に，この障害が専門的な援助や介入を必要とする段階になるのを防ぐことが重要であることを認識したため，彼はこの本を翻訳して日本の当事者に紹介したいと考えました。

　私は読者がこの本が有益であると気づくだろうことを確信していますし，和田医師が翻訳の名誉を私に与えてくれたことに感謝します。私は，この翻訳により彼が自分の知識の多くを分け与えるであろうことを信じています。

Professor J. Hubert Lacey
London, 2009

拒食症の克服

　Hubert Lacey はロンドン大学の精神科教授であり，ロンドンのセントジョージ摂食障害部門，リーズの摂食障害のヨークシャーセンター，エクセターのペニンシュラ摂食障害部門，ロンドンのカピオナイチンゲール病院の臨床部長と医長である。彼はセントアンドリュース，ダンディー，ロンドン大学の卒業生であり Royal Collage of Psychiatrists の会員である。彼は European Council on Eating Disorders の会長であり beat（以前は Eating Disorders Association）の後援者である。beat はイギリスにおける利用者と介護者の慈善団体ある。Lacey 教授は神経性食欲不振症，神経性大食症，肥満，心身症疾患に関する 140 以上の論文や著書を出版している。

　Christine Craggs-Hinton は 3 児の母親であり，1991 年に線維筋痛症を発症し，慢性疼痛の状態になるまで，公務員で介護職に従事していた。Christine は治療的理由のために執筆を始め，これまでの数年間で，「線維筋痛症と共に生きる」，「線維筋痛症治療食」，「慢性倦怠感治療食」，「多囊胞性卵巣症候群に対処する」，「痛風に対処する」，「痛みをどのように克服するか」，「摂食障害とボディイメージに対処する」，「多発性硬化症と共に生きる」，「耳鳴りに対処する」，「聴覚喪失に対処する」，「静脈瘤にうまく対処する」を出版した（これらは全て Sheldon Press から出版されている）。彼女はまた Fibromyalgia Association UK と関連した FaMily 雑誌のために執筆している。最近数年は，彼女は小説の執筆にも興味をもっている。

　Kate Robinson はセントジョージ摂食障害部門所属の研究助手である。心理士の教育を受け，Kate は重症の拒食症の看護で 2 年間費やした。彼女の研究は異なる治療アプローチの効果を検証している。

目　次

読者への注意書き
1　拒食症の定義 …………………………………………………… 1
2　心理的側面 ……………………………………………………10
3　行動的側面 ……………………………………………………16
4　生理学的側面 …………………………………………………25
5　拒食症の原因 …………………………………………………32
6　注意すべきサイン ……………………………………………41
7　受胎能力と妊娠 ………………………………………………45
8　治療 ……………………………………………………………56
9　あなた自身を援助すること …………………………………75

補遺：体重表……………………………………………………107

索引……………………………………………………………109

読者への注意書き

　これは医学書ではなく，またあなたの担当医からの助言の代わりになることを意図としていません。もし書かれている症状が少しでもあると信じるなら，また医学的援助が必要かもしれないと思うならば，あなたの担当医に相談してください。

1. 拒食症の定義

　神経性食欲不振症は摂食障害の一つですが，拒食症の人々は食べることの問題を持っていません！彼らは他のだれとも同じように食べたりすることができます。しかし，彼らは思考と情動では確かに問題を持っています。「神経性食欲不振症」という名前は，文字通り「食欲の神経的な喪失」を意味していますが，これは誤解です。拒食（医学専門家により使用されている用語は「無食欲」）の人々はほとんどいつも空腹です。しかし彼らは，とてつもない意志の力と頑固なひたむきさで空腹を否定します。

　拒食とは何であるかよりも，むしろ拒食とは何でないかを説明することのほうがしばしば簡単です。それは「やせた人の病気」ではなく，また人々が魅力的に見えるようになりたいために起こるのでもないのです。拒食の人々は，自分の考え方を変えてしまうような，強烈な精神医学的障害をもっています。それは彼らを非合理的にし，医学的に危険な状態にまで駆り立てます。それは複雑な疾患で，心が体を変化させ，また逆に体が心を変化させます。拒食症は問題ではなく，問題に対する解決法だとかつて言った人がいました。

　多くの摂食障害が医学書に記載されていますが，4つの主なものがあります。神経性食欲不振症に加え，神経性大食症，むちゃ食い障害，特定不能の摂食障害があります。神経性大食症（文字通り「雄牛の食欲」）（訳注：Bulimia（過食症）＝ bous（雄牛）＋limos（空腹））は体重増加を避ける目的の代償行動を伴う頻繁のむちゃ食いがみられます。むちゃ食い障害は代償行動を伴わない頻回のむちゃ食いが含まれます。したがって，むちゃ食い障害は普通肥満と関係しています。一方，神経性大食症は正常体重の人に起こります。特定不能の摂食障害はむちゃ食い障害を含むさまざまな摂食障害であり，また神経性食欲不振症と神経性大食症の全てではないもののいくつかの臨床像を示す摂食に関する障害です。神経性大食症は時々神経性食欲不振症と混同されますが，これらを区別することは重要です。なぜなら治療と予後が非常に異なるからです。

　私たちは神経性食欲不振症について多くを耳にしていますが，これは一般的な障害ではありません。といっても全体としての摂食障害は確かに一般的でありますが。15歳から30歳の女性の0.7％が拒食症を発症します。いくらかの男性も拒食症を発症しますが，拒食症の人々の大多数が女性です。

　神経性食欲不振症は多くの身体合併症を引き起こし，また死亡率も高いのです。

これは10％から20％の間でさまざまに推定されています。拒食症の人々の死亡率がアルコール症や薬物使用者の死亡率より高いことを示すことは驚きであり心配でもあります。

拒食症の臨床像

多くの人々は拒食症の臨床像についていくらか知っています。もし質問されたら，拒食症の人々はやせていて，食べられないしまた食べようともしないと言うでしょう。これらは真実ですが，全体像はもっと複雑です。

拒食症の診断を行うために，3つの主要な所見が存在することが必要です。最初に，ダイエットのような体重減少をもたらす行動の存在が必要です。2番目に，拒食症の人が，もし女性ならば，月経が止まる，性欲が低下するほどの体重減少があることです。最後に，拒食症の人たちの思考が変化することです。彼らは低体重でいる時にだけここちよさを感じ，正常体重では恐怖を感じるようになるのです。

拒食症は診断的に過食症と異なります。拒食症は決まって思春期に発症しますが，一方過食症はたいてい成人期の状態でみられます。過食症の人々は正常体重ですが，ところが拒食症の人々はやせています。拒食症は正常体重に対する恐怖を伴った特異的な精神病理がある一方で，過食症はスリムになりたいと願っているにも関わらず，1ストーン（6.3kg）以上減らしたいとはめったに望みません。

拒食症の人々は早期に医学的注意が向けられます。なぜなら何かが具合が悪いことは明らかだからです；一方過食症は助けを求めに来るまでに5年から7年費やすことはしばしばです。過食症の治療は比較的容易ですが，一方拒食症の予後は，治療を受けなかった場合悪くなります。

拒食症の人々が体重を減らすやり方は主に5つあります。最も一般的なのはダイエットで制限するやり方です。これもまたほとんど一般的ですが，過活動や過剰な運動です：ある拒食症の人はジムや自分の部屋で運動するのに1日のうち多くの時間を費やすかもしれません。下剤と利尿剤の誤使用は一般的ではありませんが，それらを使用した場合，危険な問題を引き起こすことになります。しかし嘔吐は一般的に行われています。これはしばしばむちゃ食いに続いて起こり，拒食症の人々の約60％に起こります。嘔吐を誘発する人々は少し予後が悪いのですが，差は気にするほどではありません。

6kgから12kgの間の体重減少は大半の女性に対して月経不順を引き起こすでし

ょう。47kg 以下では，大半の女性の月経が止まり，42kg 以下では性欲がなくなります。この体重では，女性ホルモンはその周期的活動を停止し，卵巣は衰え妊娠できなくなります。これは若い少女の状態に戻った形です。るいそうは乾燥皮膚や筋力低下のような身体的変化をもたらします。嘔吐を行う過食タイプの拒食症は，唾液腺の腫脹がおこり，歯が蝕まれてしまいます。低体重の拒食症の人々全ては，めまいがおこり寒さに敏感になります。彼らは朝早く目が覚めるようになり，とてもゆっくりとはできない状態になります。彼らの骨はカルシウムが少なくなり骨折が起こりやすくなります。

　拒食症の人々は，正常体重の人々からすると非常に異なった考え方で体重を見ています。彼らは，健康な人々からだけではなく，他の全ての精神科疾患の人々からも目立つような独特の考え方を持つようになります：正常体重に対する非合理的な恐怖です。これは彼らが単に過剰な体重を嫌ったり，肥満になるのを避けたりしたいのではありません—これらは多くの人々にとって共通したものです。むしろ，それはやせに対する強烈な追求や，身体に対する根深い軽蔑を伴った正常な体重と体型に対する嫌悪です。

　拒食症の人々は，完璧主義になり長時間働くことで，自分の世界に引きこもってしまいます。彼らは集中力を失ってしまいます；彼らの思考は食べ物と体重のことに制限されてしまいます；彼らは友人たちを失うことになり，家族とも距離を取るようになります。彼らの世界の境界は非常に狭くなります。

　拒食症の人はみな自らを助けることを試みるべきです。良くなることは苦労となるでしょう。体重を増加することは怖いことです。しかし拒食症を治すことの問題が拒食症それ自体の問題より大きなものでなくなる時がいつも訪れます。拒食症の人々は助けを速やかに求めるべきです。

　この本は情報提供と，援助をするのが目的ですが，拒食症の人はいつも医師に相談するべきです。そしてたいていの人にとって，専門家のケアが求められます。

共通したいくつかの症状を伴った類似の状態

　正常体重の恐怖症的な回避は，拒食症の中核的な心理学的障害です。これは過食症ではみられません。それは最もしばしば間違えられる状態です。しかし拒食症として誤解されるかもしれない他の状態もあります。
● えり好みをして食べる人。子どもは特に食べ物の好みにこだわったり，ある食べ

物を食べるのを拒否したりします。体重減少，ダイエット行動，ボディイメージの乏しさなどはこの時点では存在しません。そのため拒食症は除外されます。
- 体重減少と食欲減退。これらの症状があるものの他の拒食症の症状がない人は，緊急の注意が必要な医学的障害が潜在しているかもしれません。
- 食物拒否情緒障害。この状態は今後起こりうる拒食症の発症に先行して，いくらかの子どもたちに起こると信じられています。体重減少は強くなく，拒食症の精神病理もあまり著しくはありません。もし子どもがこの重大時に助けを得るならば，拒食症へと進んでいく可能性は低くなります。
- 感情障害。抑うつ的な人は—子どもでさえも—食欲がなくなるでしょう。彼女または彼は医師のところへ行き，この状態を評価してもらうべきです。
- 選択的摂食。いくらかの子どもは特に，チョコレートやポテトチップスやビスケット，あるいは特別なタイプのサンドイッチというように，たった2つか3つの食べ物でやっていこうとします。体重減少や拒食症の精神病理はみられません。
- 広汎性拒絶症候群。このかなりまれな状態は，食事，飲酒，歩行，発語，自分自身を世話することを含めた多くの領域で卑屈に拒否することで示されます。拒食症の症状のうちのいくつかは共通していますが，中核となる障害は非常に異なっています。

どんな人が拒食症になるの？

私たちが見てきたところ，15歳から30歳の女性の0.7％が拒食症を発症すると見積もられています。加えて，15歳から40歳の女性の1.8％が過食症を発症します。合計すると，若い女性の5％がさまざまな型の摂食障害を発症し，それらの多くは一定の経過をたどります；他の言葉を使えば，嘔吐や下剤の乱用の短い時期があり，それは時には治療によって，時には治療なしで終わります。さらに，青年期と若い成人女性の10％から20％が，臨床症状のいくつかを示すものの，診断を下せるほど十分ではないと考えられています。

各年で女性100,000人あたり19人の，また男性100,000人あたり2人の新しい拒食症のケースがあると推測されています。診療所により提供された数値は，拒食症のうち5％が男性であることを示しています。拒食症は男性同性愛者の間でより一般的であると仮定されてきましたが，実際は男性の拒食症で同性愛者は大変少ないのです。

たいてい，拒食症は青年期か成人早期に始まります。そして発症の平均年齢は15〜16歳です―数値はゆっくりと低下しつつあると思われます。大半の拒食症の人々は年齢が15歳から20歳ですが，その状態は年長の成人と同様に6歳くらいの若い子どもにおいてもこれまで認められてきています。

　最近まで，拒食症は発展途上国では非常にまれであり，黒人にもめったにないと考えられていました。しかし，数は明らかでありませんが，拒食症が多くの文化に存在していることを示す証拠が増えています。このことは拒食症がこれらの人々には多くないためなのか，あるいは単に見つけられていないだけなのかどうかも明らかになっていません。

　社会階級に関しても同じことが言えます。最近まで，拒食症は主に中流階級で見られると考えられていました。しかし，このことは下級階級における拒食症の診断の低さの程度を示しているかもしれないし，あるいはたぶんこの階級にいる拒食症の人々は治療を求めたり，受けたりすることがなかなかできなくて，そのために診療所に訪れることがあまり頻繁ではないことを示しているかもしれません。実際には，拒食症は全ての社会と民族でみられています。

　外見が重要で，やせていることが高く評価されるような世界で働く人々は，他の職業の人々より拒食症になる可能性がずっと高くなります。これらの職業界は，ファッション，音楽，テレビ，映画といった産業や，バレーやモダンダンス，陸上競技や体操のようなスポーツが含まれます。

　摂食障害は家族にも広まる傾向があります。実際，母親あるいは姉妹が拒食症である場合は，正常より12倍も頻度が高くなります。さらに，近親者が拒食症の場合，その人の周りの人々は3倍も発症しやすくなります。このような場合に，原因は次にあげるうちの一つ，あるいは二つの組み合わせがありえます。

- 環境，例えば母親と姉妹が多分食事を抜かす，カロリーを厳密に計算する，ボディイメージを気にする，そして体重が超過した人たちをけなす，というような同じ環境を家族が共有しています。
- 遺伝，他の言葉で言うと，いくらかの家族の人々は拒食症を発症する素因を引き継いでいます。研究者たちは，拒食症のリスクをもたらす遺伝子，あるいは遺伝子群の特定を現在試みているところです。

　拒食症になる遺伝的要因があるという理論は，最近の研究結果から強く裏付けられました。拒食症の一卵性双生児の研究では，双子の両方とも発症したのは症例のうち約50％でした。しかし，二卵性双生児の場合は，両方とも発症したのはたっ

た8％でした。世代間にわたる拒食症の伝達は生まれによるのか育ちによるのかは未だ明らかになっていません。

両親の責任ではない

もしあなたが拒食症である誰かの親であるなら，あなたは，拒食症は親の養育のまずさが原因であると聞いたことがあるかもしれません，またなにかしら自分に責任があると感じているかもしれません。養育に関する事柄は一般的に要因ではないこと，そしてこの影響についての報告は迷信であることを心に留めておいてください。このことを支持する証拠は全くないのです，片方しか拒食症でない一卵性双生児を対象として実施された多くの研究から明らかだからです。（子どもが拒食症である）両親のうちで，良い養育技能をもつ両親と乏しい養育技能をもつ両親の比率は一般人口におけるそれに近いと今は信じられています。

予後はどうですか？

拒食症の予後は，治療を受けるか受けないかに関わらず，その人個人のやる気によります。この分野の専門家ですら，誰が良くなり，誰が病気のままでいるのかを解明することはできません。概して，予後はその個人が若く，病歴も短い場合に良いようです。予後は，病歴が長い場合と重篤な体重減少が生じていた場合には良くありません。重篤なむちゃ食いと嘔吐は治療がより長引く傾向にあることを示すと感じている人もいます。

男性の拒食症

摂食障害は女性に起こる現象であるという誤解があります。この誤解は摂食障害の男性は男性同性愛者であることが多いという，これまで考えられてきた，間違った視点からより悪くさせられています。しかし男性も摂食障害を発症しうるのだという認識は増えてきていて，その認識は摂食障害に関連したスティグマを減らし，また男性が援助を求めるのを容易にしつつあります。

摂食障害の男性と女性は，同じように行動しますが，これまでは男性の方が女性より正しく診断されることは多くありませんでした。彼らは家庭医によって自分の心配事が忘れ去られることが多いし，精神科医によって間違って診断されることが

多くありました。実際，多くは食欲の変化に関連してうつ病にかかっていると診断され，そのため彼らが本当に必要としている援助が与えられませんでした。しかし認識が向上すると共に，男性の診断はゆっくりと変化しています。

これまで女性はどのように見えるかという点がいつも強調されてきました。しかし，今や男性が理想の体型を切望させるようなメディアと美容産業の標的になりつつあります。女性の場合と異なり，理想の男性の体型はやせよりもむしろ筋肉がついた体型なのです（いつも個人差はあるでしょうが）。体型と筋肉質であることを強調する運動競技や活動は男性における摂食障害のリスクを高めることが多いと考えられています。

やはり，拒食症の経過は男性と女性とで十分似通っています。この本の中の情報の大部分は，拒食症であるかもしれないと思う男性と女性両方に対して関係しています。

拒食症の歴史

事例と診断が増えるに伴い，拒食症はかなり新しい病気であり，現代の文化と増え続ける豊かさの結果であるという印象を与えるかもしれません。しかしこの病状は1000年以上も前から存在することが知られています。実際，西暦700年から1000年の間に St Wilgefortis に対するヨーロッパでの宗教的崇拝を記した書物（次頁参照）は，拒食症の臨床像，精神病理，そして治療でさえその当時理解されていたことを示しています。

より近年になると，Sir William Gull ―ビクトリア時代の最も著名な内科医の1人―が1874年にこの状態についての最初の近代的で，洞察に富んだ記述を行いました。そして「神経性食欲不振症」という用語を作ったのはまさに彼でした。19世紀の終わりには，食べることと体重の障害についてかなりの関心がありましたが，それにも関わらず，神経性食欲不振症の診断はめったにみつけられませんでした。この状態は結核やさまざまな内分泌的欠損と混同されるようになりました。

第二次世界大戦後になって初めて，拒食症がだんだんと発達の問題，そして「理想の」身体についての文化的メッセージによりしばしば誘発された人，としてみなされるようになりました。1980年代までに拒食症と診断された人の数は劇的に増加し，社会的認識も高まりました。英語圏では，3人の臨床研究家が主要な研究を行いました。彼らは，アメリカの Hilde Bruch 医師，イギリスの Gerald Russell 教

授，Arthur Crisp 教授です．拒食症の病因論と臨床的対処に関する彼らの研究は長く歴史に残り，また，彼ら3人全ての視点はこの本の内容に影響を与えています．

> **St Wilgefortis**
> 　伝説によると，ポルトガルの異教徒の王の7番目の娘は，思慮深いキリスト教徒の少女で，彼女は姉妹たちの「世俗的な興味」を拒否し，日々祈りに捧げたといわれています．彼女の父親は，伝説のいくつかの版の中では，彼女と近親相姦的関係があった専制君主的な男でした．彼女が自分をシシリーの王と結婚させようとする父親の計画を知ったとき，彼女は恐怖に襲われました．彼女は既に貞操の厳粛な誓いをたてており，自分の人生を男ではなく神に与えるつもりでした．
> 　彼女は自分の処女性を保つことと，あからさまに父親の命令に反抗しないことの両方を切望していたので，彼女は神に助けを求めて必死に祈りを捧げました．それから彼女は禁欲的になりました．これは著しい自己否定と質素の原則に従うことを意味し，ほとんど食べないことと過活動になることを含んでいました．加えて，彼女は主に全ての美しさを自分から取り去るように懇願しました．そして主は彼女の願いを認めました—彼女から女性の姿かたちを取り去り，彼女に毛深い体とひげを与えることによって．（人がやせ衰えた時，「うぶ毛」と呼ばれる柔らかい毛が体に生えてきます．そして彼女の頭髪は薄くなり抜け落ちてしまい，他の顔面の毛を強調することになってしまいます．）
> 　Wilgefortis の魅力的でなくなった外見の結果，シシリーの王は求婚を取り下げてしまいました．彼女の父親はかっとなって彼女を十字架に磔にしました．十字架に磔にされていた間，彼女は女性たちに対して「苦しみのこと」を忘れないように懇願しました．このことは月経かそのようなことをほのめかしていたと考えられます．後になって，彼女は聖者の列に加えられ，Wilgefortis という名前を与えられました．この名前はラテン語で「強い処女」を意味します．
> 　禁欲主義の崇拝がイギリスにやってきた時，女性聖者の彫像が St Wilgefortis に敬意を表して Billingsgate に立てられ，St Uncumber（訳注：邪魔者がないの意）と呼ばれました．（St Wilgefortis の伝説はいろいろな国で語り継がれているようです．そして彼女の名前もそれぞれの国で違っていました．これはおそらく，他の青年期女性に関する似たような語るべき物語があったからだと思われます．）暗黒時代からの原典は St Uncumber をもっぱら男性に嘲笑される女性によって祈りを捧げられる女性の聖者と評

しました．
　われわれが現在拒食症と呼んでいるものについて，もっと早期に記録された症例がありますが，St Wilgefortis の伝説の独特な点は，この疾患像が明瞭に記載されていたことにあります．さらに，それは，一連の生まれの良い少女が，セクシュアリティと結婚の暗示することに対する圧倒的な恐怖にいかに反応するかを説明するための，十分に知識のなかった人物によるすばらしい試みでした．

2. 心理的側面

　拒食症は3つの側面あるいは層—心理的（影響を与え，あるいは心の中に湧き上がってくること），行動的（人が振舞う方法），身体的（身体が機能する方法）をもつ複雑な状態です。これらの側面のそれぞれはお互い織り合わされていますが，拒食症の人の心を理解しようと試みるためにはこれらを分けるのが有用です。そして私たちはこの章と次の2つの章ではそうしようと思います。この章では，私たちは典型的な拒食症の人々の思考過程を見ていくつもりです。

　神経性食欲不振症の思考あるいは精神病理は，身体を軽蔑し嫌悪することに結びついたやせの追求に支配されています。中核の要素—他のどんな状態においても起こりえないもの—は，正常体重に対する非合理的な恐れ，恐怖です。拒食症の人々は，単に嫌いであるというのとは対照的に，体重が増えることに対して強い恐れを抱きます。さらに。彼らが恐れているのは肥満ではなく，正常体重なのです。

典型的な思考過程

　趣味や興味の領域に熱中するよりもむしろ，拒食症の人々は自分の活動範囲を縮めてしまいます—彼らの思考は食事と体重を減らす要求に限定されてしまいます。加えて，彼らがもっぱら食事摂取をコントロールする能力によって自分自身を定義づけるような彼らの現実感覚は歪められています。正常体重への恐れに加えて，彼らの心理学的状態は以下に述べるいくつかあるいは全てにより通常特徴づけられています：

- 第一に，彼らは食べ物について強迫的に考えます。彼らは自分が今何を食べてしまったのかについてイライラし，次に何を食べたらよいかについて不安に思っています。
- 彼らは，他人が自分をどのように見るのかについて，強いそして持続した不安に駆られています。彼らはいつも自分の体と他人の体を比較し，自分は他人より太っていると感じています。彼らはまた，他人が自分に嫌悪感を抱くと確信しています。
- 彼らは「黒か白か」の考え方をします。言い換えると，彼らは良いと悪い，正しいと間違いの両極端を理解することしかできません。さらに意味の微妙な違いを見分ける能力が消えてしまいます。そして論理的な議論を理解する能力は非常に

小さくなってしまいます。彼らが考えることができる唯一の意見と印象は彼らに独特です。
- 彼らの心は，次のような固定したそして過剰に単純化された同じ思考で一杯です。「もし私が痩せたら，私は幸せになる」「私は良いことがおこるに値しない，なぜなら私は体重が多すぎるから」「もし私が普通に食べたら，私はコントロールを失ってしまう」
- 彼らの考えは未熟です。その中で，彼らは自分のことを私たちの生活を統治する法律に対する抵抗者と思っています。例えば，彼らは拒食症が重篤な医学的合併症を引き起こすことを認めていますが，彼らはそれを免れており，特別に強く健康であり続けるだろうと信じきっています。
- 自己評価が低いために，彼らは自分自身についてとても貧弱にしか考えません。例えば，彼らは，自分の太った体型に嫌悪感を抱いている他人から関心を引き続けると信じています。
- 彼らは，大きな気分の揺らぎ，不安，抑うつ，孤立感に苦しみやすいのです。
- 彼らは，完璧を求めるようになります。それは筆跡や宿題その他に現れます。
- 彼らは，特に食べ物や食事の準備，あるいは運動に関連した行動ですが，毎日同じやり方で一つの動作をするといった儀式的行動をするようになります。

拒食症の人々はこれら心理学的状態を多くの異なったやり方で表現するかもしれませんが，次に挙げるのは最も一般的なうちのいくつかです。

体重を減らす強い欲求

体重へのこだわりとやせに対する強い要求は拒食症では圧倒的です。そのため患者個人は持続的にそして強迫的にキログラムを減らす方法を考え出しています（下記参照）。体重が気になっている多くの時間，拒食症の人々は天国あるいは地獄にいます。彼らが体重計に乗り1キログラム減っているのを見たときは天国にいます。そしてほんの少し体重が増えたのを見たときは地獄にいます。

食べ物へのこだわり

それぞれの食事を計画するとき，拒食症の人々はカロリーを計算し，そしてでんぷん質の食べ物をさらにカットすべきかどうかについて自分自身と論争しています。彼らはまた必要とするものを買いに行くこと，そして自分が食事をどのように

準備するかを正確に頭の中で予行演習することを考えています。彼らはよいアイデアが浮かぶためにレシピを読んだり、テレビの料理番組を見たり、食べ物に関する記事を雑誌のなかからくまなく探したりすることで自由な時間を費やすでしょう。

　拒食症の人々にとって、母親や姉妹よりも少なく食べることは重要なことです。食事を調理し終わった後、彼らは自分が食べるのを確実により少なくするため、他の人たちに不当に多い食事を与えようとします。彼らは、食べ物を小さく切り刻んだりすることで、できるだけ食事を長く続けようとします。彼らがある時点でコントロールを失い、食べ過ぎてしまうかもしれないという考えは彼らの中にいつも付きまとっています。そして彼らは家族や友人たちから食べるようにプレッシャーを掛けられるのではないかと恐れています。そのため彼らの食事は、他の家族から離れて、しばしば1人で食べられます。

　家族の祝い事が催されるとき、それはたいてい食べ物が含まれるのですが、拒食症の人々は、なぜ自分の食事量が他の人みんなのより少ないのか、なぜ自分がケーキ一切れやお酒を欲しがらないのか―そしてそのためこのような催しを恐れているのですが、言い訳をしないといけません。そのうち、彼らは食べ物が含まれるかもしれない個々のそしてあらゆる機会を避けようとします。このことは彼らが引きこもり、孤独の感覚をもたらすことになります。

儀式的行動

　拒食症が進行すると、強迫的で長時間かかる儀式的な行動が出現してきます。これらは、空腹という身体的な不快感から注意をそらしながら、活動性を高いまま保つ必要からしばしば来ています。儀式的行動はそれらを考え実行する人それぞれに独特です。そしてこれらは毎食後シャワーを浴びる、3時間ごとに服を着替える、あるいは無用な、順序だったやり方でキッチンのカップボードに食べ物を整理することが含まれます。興味深いことに、儀式的行動と強迫的思考はしばしば拒食症の症状と相補的です。したがって、体重が増えると儀式的行動はより顕著になります。そして逆の場合も同様です。

　拒食症の人々が、食べ物を隠す、他の人の前で食べるのを拒否する、食べ物を小さく切り刻む、全てをぐちゅぐちゅにつぶして特別なやり方で食べる、といったような奇妙な食べ方の習慣を始めるのも良くあることです。彼らは厳密に時計を見て、そして自分のやることと活動が厳密に特定した時間に、そしていつも同じやり方で行うかもしれません。

拒食症のある人々は，強迫的な規則から抜け出し，代わりに他の人にこれを押し付けます。これは，だらしない，時間を守らないなどといった人々に対する非常に容赦のない厳しさという形で表されます。究極的に，彼らは自分の強迫性に迎合しないどんな人をも対処することができないと感じます。そしてこのことはより孤立し，一人であるという感じを彼らに抱かせてしまいます。

完璧主義

あらゆる方面において完璧を求めることもまた，拒食症の典型的な姿です。女性の拒食症は原型的な「良い少女」で，きちんとし，整然としており，またとてもよく働く傾向があります。彼らは秩序，整頓を歓迎し，筆跡はほとんどカリグラフィー（訳注：絵画における書道的表現）のように見えます。試験では，彼らは並々ならぬ努力をするため，トップの成績を取ることが多いのです。時々両親はこのことを誤解します。そしてこれが病気の一部と理解する代わりに有益な傾向としてみてしまいます。

社会的引きこもり

拒食症の人は，他の人々の周囲にいることが難しいと理解します。他の人の仲間たちといる時，彼らは仲間たちの視点を理解することがほとんどできないことを知ります。もし助言がなされても，彼らはすぐにそれを拒否し，とても防衛的に感じています。彼らは，自分がやせているという人はどんな人でも間違っていると仮定してしまいます。さらに，彼らは自分が外見に関して歪んだ見方をしていることはないし，間違っているのは他の人々の方だとしばしば確信します。友人たちがピザやカレーのために立ち寄るかもしれないという恐ろしい考えのために，彼らとの外出を避けてしまいます。そのうち，拒食症の人々にとって心配がなくなることは非常に難しくなってしまいます。そして彼らは友人に会うのをさえ拒否するようになり，電話を取ることも家から外出することもやめてしまいます。自分の体についた想像上の脂肪を感じるのをとても恐れるため，自分のむきだしの肉を触るのを避けてしまう人もいますし，自分の太ももやおなかを繰り返しつねる，そして自分が感じていることにひどく驚き，自分が太っていることを断言する人もいます。状況が進行するにつれ，彼らはどんどん孤立していくことになります。

型にはまった考え

　拒食症の人々は，他のみんなと異なったやり方で世界をみます。彼らの同一性の感覚は要素の中で最も限られた部分，すなわち彼らの食物摂取と体重のコントロール能力，に左右されます。ある人はある言い回しを，旋律のように何度も何度も繰り返します。このことは彼らが一つの思考や認識からもう一つに進んでいくことを妨げます；それは彼らが認識，意見，弁明を発展させることを不可能にします。この思考形式はいらだたせるという印象を彼らの家族に与えます。彼らは，個人の考えは終わりなくぐるぐる回り続けるという感覚をもっています。

抑うつ

　拒食症の人々が，さらに体重が減るにつれて，悲しく感じたり，より際立つようになる感情を感じたりするのはよくあることです。実際ある人にとって，低い自己評価と無価値感は悲しみをまぎれもない抑うつへとおしすすめます。持続する気分の落ち込み，活力の欠如，不眠，記憶力と集中力の低下，罪悪感が通常経験されます。そしてその人は空虚感あるいは内面が死んでいると感じます。

　時々，「抑うつ」という言葉が怒りや強い不安の婉曲表現として使用されます。怒りは言葉に表すのがとても難しい感情であり，医師のところへ行きそして「私は怒っている！」ということは難しいのです。このような感情全ては拒食症の混乱から由来しています。

重度の低体重のときに変化した思考

　体重減少する間の不特定な時点で，これはしばしば body mass index（BMI）が13（25と43ページ参照）あたりですが，人の思考過程はより障害され，意識の変貌した状態を作り出します。実際，拒食症の人の家族は，彼女の人格が変わりつつあるようだと感じます。この変貌した状態は以下のような特徴を持ちます：
- 彼女の思考はゆっくりになります；
- 彼女の話し方はゆっくりそして不明瞭になります；
- 彼女の短期記憶は悪くなります；
- 彼女の表情は空虚になります。彼女は「パンチドランカー」のように，そして集中する力が欠如しているように見えるかもしれません；
- 不適切あるいは鈍感であるという意味いおいて，彼女の判断は低下し情緒的反応

は異常です。

　思考におけるこれらの変化が起こったとき，これらは拒食症の人が正しく認識できない特別な危険性があることを示しています。例えば，彼女あるいは彼は合理的な判断を行うことができませんし，家族の不安を理解することができません。この筋書きでは，残念ながら強制が必要であるかもしれないような，病院での緊急治療が求められます。

3. 行動的側面

　この章は拒食症と最も密接に関係している行動形式に関することです。これらの行動形式はほとんど体重減少の達成を目的としています。これらの行動形式は広く次に挙げる種類に分類できます：
- 食べ物の制限，そして時々のむちゃ食い；
- 食べ物を取り除くことに焦点を当てた行動；
- 摂取した食べ物の効果を減らすことに焦点を当てた行動；
- 拒食症と並存する多衝動的行動。

　私たちは，これらの種類の行動が示すかもしれない特別な形式について詳細にこれから見ていきます。もちろんこれらの種類はお互い重なり合わないことはないですし，また全ての拒食症の人がこれら全ての行動形式を示すわけではありません。

食べ物の制限とむちゃ食い

食事制限とその結果

　拒食症では，行動における主な変化は食べ物の制限です。これは多くの若い人たち—特に女の子ですが，が行っているのと違わないちょっとしたダイエットで始まることが多いのです。そして何かがうまくいくと，その人はより低体重ではもっと幸せであると確信するようになります。彼女はとても厳しいダイエットを始めます。これは今までやったのとは全く異なり，また若い女性の間で一般に行われているのとも異なると彼女は認識しています。というのは固い決心が頭の中に留まっているからです。これは，拒食症へとだんだんと進んでいく食べ物の制限の厳格な過剰コントロールです。

　やせたいという欲求のもとで，拒食症の人々は，自分の食べる食べ物の量を強迫的にコントロールします。彼らはもはや10代ではないかもしれませんが，既に脂肪は他の種類の食べ物よりカロリーを多く含んでいることを理解しています。そのため，彼らは食事のカロリーをカットし，そして自分は健康的に食べようとしているし，脂肪は心臓に悪いと言い切ります。拒食症の人々の多くは，しだいに自分の食事から異なった種類の食べ物を取り除いていきます。炭水化物を含む食べ物，特にパン，ジャガイモ，パスタは避けられ，そしてこれらを取り除くことは健康的見地ということから合理化されます。拒食症のある人々は菜食主義者（vegetarian）

へと徐々に変化し，あるいは特定の食べ物を避けるためのさらなる理由のために完全菜食主義者（vegan）になることさえあります。

　拒食症の人々が食べるものはたいてい，野菜，果物，油分のないドレッシングのサラダ，カテージチーズ（訳注：脱脂乳から作るチーズ），低脂肪ヨーグルトというような低カロリーの食べ物を少なく盛りつけたものです。誰かが，彼らの食事の不適切さについて問いただすなら，彼らは，自分は栄養についてはよく知っているし悪いものを取り除くことで健康的に食べているのだと多分言うでしょう。彼らは体重を減らす計画を実行していると認めることは多分しないでしょう。彼らはいつ終わるかについて合理的な視点を持たないまま，より低体重になりたいという決心によって駆り立てられています。目標はありません－7，6，5ストーン（訳注：重量の単位，1ストーンは約6.35kg）は決して十分ではないのです。

　拒食症の人々はたいてい，自分が食べる食べ物全ての熱量について調べ，そしてカロリーの少ないものしか選んで食べません。カロリー計算と同様に，彼らは「私が1日1000カロリー以下しか食べなかったら，次は減らして800カロリー，そして次は400カロリー」という意味のことを独り言でいいながら，とんでもない「目標」を設定するかもしれません。

「ダイエット薬」の使用

　拒食症のある人々はダイエット薬を使用します－これは食欲を抑える薬です。ダイエット薬は胸痛，運動能力の低下，気力減退，足先や下肢の腫脹，呼吸困難のような望ましくない副作用を生み出します。その商品が推奨するより多い量のダイエット薬を長期にわたって使用した場合，重篤な心臓や肺の問題が生じます。ある食欲抑制薬は習慣性があり，特にアンフェタミンから分離したものはそうです。これらは合成の気分変化薬です。習慣は嗜癖へとつながり，あらゆる心理的，身体的結果を伴うことになります。アンフェタミンを基礎としたダイエット薬を使用すると，結果として過活動にもなります。

むちゃ食い行動

　ちょうどダイエットしている人が，決心が揺らぎMars bar（訳注：商品名，米国製のチョコレートバー）に食いつくように，拒食症の人もまたむちゃ食いで空腹の埋め合わせをすぐにします。神経性食欲不振症の過食型ではこの行動はより一般的です－拒食症の人の約60％にこれがあります。過食型拒食症はときどき自分の

激しい空腹に屈してしまい、むちゃ食いのひと時にふけってしまいます。そして短時間で大量の食べ物を消費してしまいます。食べられた食べ物は概して脂肪と炭水化物が多いものですが、あまりにも早く消費するため味わい、ありがたく思うことはできません―彼らはしばしば単に噛んでいるだけです。すぐにその後、そのような人は恐怖で苦しめられます。唯一の答えは、彼らが知っている通り、カロリーが吸収される前に食べ物を吐いて戻すことです。しかし、彼らの厳格なコントロールがしばらく失われていたので、彼らは罪悪感を持ったり、自分自身に対して全くうんざりしたり、失敗したと感じたりします。

むちゃ食いは、こっそりと行われる秘密主義的行動である傾向があり、また恥ずかしいことと認識されがちです。冷蔵庫はあさられ、そして食べ物はスーパーマーケットと家族と友人の家から盗まれることすらあります。

食べ物を取り除くことに焦点を当てた行動

自己誘発性嘔吐

むちゃ食いの後、拒食症の人々はとても苦しんでしまうため、彼らは普通嘔吐（排出）してしまいます。普通指が使われ、このため皮膚が擦りむけたり、指関節にたこができたりします。これはラッセルサインとして知られています。たとえラッセルサインが存在しなくても、指はたいてい赤く、そして時々皮がめくれ肉がむき出しになっています。これは、この疾患の人が嘔吐をしていることを強く示す徴候です。嘔吐は第4章で扱う多くの身体的合併症を引き起こします。

もちろん、排出行動は急激な体重減少をもたらします。その人は浴室の体重計に頻繁に乗ったり降りたりします、またしばしば腕やくるぶしなど体の特定の部位を何度も何度も測りなおしたりします。

拒食症の人の行動は劇的に変動します。たとえば、このような人々は6ヵ月間断続的に過食行動に没頭するかもしれません―そして、そのために自己嫌悪に陥ったり、同様に恐怖心と罪悪感を抱いたりします。

むちゃ食いと自己誘発性嘔吐の組み合わせは神経性大食症の主要な症状ですが、これは神経性食欲不振症とかなり異なった状態です。過食症の人々は正常体重であり、また普通月経があり、たとえば第2章で記述したように正常体重を恐れるといった、拒食症の中核の精神病理を欠いています。

下剤の不適切使用

　下剤の不適切使用は一般の人々ではまれなことではありません。ある研究は，女性の10％が食事コントロールの補助として下剤を使用したことがあると指摘しています。そのため，拒食症の人々において下剤乱用が一般的であることは驚くことではありません。ある人は吐いて戻すことは難しいと理解しているために，代わりに下剤に向かってしまいます。そして2～3錠から始まり，錠数は増え腸管の筋肉が機能しないようになるほど極めて大量になってしまいます。

　そのうち，下剤乱用は消化器官の正常な機能を狂わせてしまい，結果として持続的な下痢，直腸出血，脱水がおこってしまいます。またこのことは体内のナトリウムとカリウムの値を下げてしまいます（利尿薬と同様—次の項参照）し，これは不整脈を引き起こしてしまいます。あるケースでは心不全が起こります。さらに，下剤乱用は身体への栄養分吸収を阻害し，重篤な栄養欠乏状態に陥ってしまいます。

　反対に，もし数ヵ月の不適切使用の後に下剤を中止したら，正常な腸管運動も止まってしまい，水分貯留，腹部膨張，慢性便秘の原因となってしまいます。もはや下剤の不適切な使用をしない拒食症の人々は，消化器官が再び正常に機能するようになるのに何ヵ月もあるいは何年もすらかかることを理解します。いくつかの下剤は腸管にある多くの襞を傷めてしまい，痛み，出血，栄養吸収の低下のような持続する問題を引き起こしてしまいます。

　多くの拒食症の人々が理解していないことは，下剤は体重を減らすやり方としては効果がないことです。というのはカロリーの多くは上部消化管で吸収され，下剤の多くは下部消化管に作用するからです。下剤乱用している多くの人々にとって，下剤は利尿剤として作用しています。下剤服用後に体重計で見る体重減少は体液損失の結果です。その体液は結果としておこる下痢の一部分です。しかしこれは一時的な効果です。なぜなら拒食症の人々は必然的にのどが渇き水分を取ることになり，このことは体液バランスを回復させ以前の体重に戻すことになるからです。

利尿剤の不適切使用

　利尿剤は排尿を促すこと，そしてそのため身体の水分を減らすことを目的とした錠剤です。下剤乱用と重なると，利尿剤使用は体重に関しての実質的効果はなくなります，なぜなら人が水分をとると，体液バランスは以前の状態に戻るからです。

　利尿剤の不適切使用は体中の痛みを伴った腫脹をもたらします。このことで拒食症の人々は太ったと思ってしまうかもしれません。この腫脹は特に指とくるぶしで

目立ちます。体内のカリウムレベルが低下すると，足が痛み，ずきずきし，歩行がおぼつかなくなります。

催吐薬の不適切使用

　拒食症の人々が催吐薬の不適切使用をすることはまれですが，しかしこれは起こります。催吐薬は嘔吐を引き起こす錠剤で，そのため体重を減らす方法として不適切使用されるかもしれません。この錠剤は胃に対し刺激をもたらすことにより効果を出していますが，そのためこの薬が人を病気にさせることにもなるのです。しかし，刺激物を繰り返し飲み込むことは胃を傷めることになるかもしれませんし，さらに心臓発作や脳卒中のような重篤な合併症を引き起こすかもしれません。

摂取した食べ物の効果を減らすことに焦点を当てた行動

過剰な運動と活動

　いくらかの拒食症の人々はあからさまに過剰に運動を行いますが，多くの人々はこの行動をひそかにやっています。彼らは緩やかな計画で始めるかもしれませんが，それはすぐに生活における支配的な要素となります。まもなく彼らはランニング，水泳，サイクリング，エアロビクス教室への参加，自宅でのエクササイズビデオを見ながら実践に多くの時間を費やすようになります。彼らが時計のアラームを朝早い時間にセットするのは珍しいことではありません。そうすることで早起きして1時間かそこら運動をすることができるのです。

　拒食症の人々は動き続けようと努力します。彼らは車やエレベーターに乗るかわりに学校や職場に歩いていくことを始めることが多いのです。そして自発的に使い走りをするかもしれませんし，何かと役に立とうとするかもしれません。そうすると彼らは走り回り，定期的に階段を駆け上がったり降りたりすることになります。じっと座り，リラックスすることは彼らにとって縁遠いことです。事実，彼らが例えば列に長い時間待たないといけないとき，彼らは非常にイライラするようになり，カロリーが脂肪に変換するのを想像してしまいます。身体的活動はすぐに彼らの1日を支配するようになります。

　ある親たちは子どもに運動をするのを奨励します。特にもし競争的スポーツが含まれていると両親は子どもがうまくやることを強く願います。このことは両親が最初の体重減少を見逃し，子どもの背後にある態度が変わってしまったことを認識し

ない原因となるかもしれません。

　いくつかのケースでは，拒食症の人々は，毎日の活動を実行することに関心を持っていないことを認識しつつも，運動することで自分の強迫性を隠しています。しかしこれらの活動には，頻回に2階に駆け上がる，1日数回犬の散歩についていく，ずっと立ち続ける，椅子の端に座る，買い物，掃除，料理をやると申し出ることなどが含まれるかもしれません。彼らは寝室の窓を開けたままにさえして，ベッドにはほとんど毛布を掛けず，また家の周りでは薄い服を着ます。そうすることで彼らの体が温かく保とうとしてより多くのカロリーを消費するからです。

　多くのエネルギーの消費のため，衰えやめまいを感じるにも関わらず，拒食症の人々は運動を続けることを強いられているように感じます。彼らが運動をする衝動に屈してしまう度ごとに，彼らは強迫性を助長することになります。そして，この強迫性は，今度は運動をするための必要性を強化することになります。彼らはもはや自分の行動をコントロールすることができず，誰かに止めてもらうように助けを求める必要があります。彼らは，既に弱り飢餓状態になっている心臓に余分な負担も掛け続けています。彼らの関節もまた傷める危険性があります。なぜなら彼らの骨は脱灰しつつあり，容易に骨折しやすいからです。軽い運動でさえ，その後では骨折が自然に起こることがあります。

服装

　拒食症の人々が，だぶだぶで，しばしば冴えない，引き立たない服を何枚も重ねてきることはよくあることです―たいてい長いスカートやズボンと3枚かそれ以上のゆるい上着とプルオーバーです。彼女は自分の姿の大半を見せようとすることはできません。なぜなら彼女は理由がないと信じているからです―少なくとも彼女が目標を達成しやせるまでは。残念ながら，それは決して彼女の心に届かない旅です。水着は考えることが不可能です。なぜなら彼女はとてもやせていて栄養状態が悪いので，拒食症の人はたいてい寒く感じます。これが，彼女が何枚も重ね着する理由の一つです。だぶだぶの服もまた自分の姿を隠そうとし，そしてとてもやせているという事実を隠そうとしているかどうかは議論における疑問点です。しかしたいていは事実であって，それは自己評価が欠けているのです。

多衝動的行動

しだいに，拒食症は過食症のように，多衝動的行動として知られる嗜癖的また自己破壊的行動と関連するようになっていきます。この行動は，アルコール，薬物，他の物質の乱用，また無分別な性的活動を含むかもしれません。拒食症の個人はこれらの行動を「手に負えない」としてみるでしょう。そして情動を静めることと同じ機能をもっているとして記述するかもしれません。

多衝動的行動はしばしば相補的です。他の言葉で言うと，一つの行動が支配的になると他の行動は表に出ません。例えば拒食症の若い男性がアルコール乱用になると，アルコール乱用の間は，摂食障害はより穏やかになります。

手に負えないと感じられることに加えて，多衝動的行動は低い自己評価，非常に著しい抑うつと怒りに関連しています。

アルコールと薬物乱用

摂食障害と物質乱用障害（アルコールと薬物乱用を含む）はしばしば並存しますが，仕組みはわかっていません。ある専門家は，両障害は共有している根底に存在する原因の表現であると信じています；他の専門家は二つの障害は同じ危険因子を共有していると信じています。加えて，摂食障害と物質乱用障害は衝動的になる素因の表現形であると理論づけられます。これは，体内で自然に起こり特殊な環境下でアヘンのように作用する合成オピオイドと関連していると考えられます。

この関係性は両方の方向で機能しています―つまり，ちょうどアルコールと物質乱用が拒食症に起こるかもしれないというように，摂食障害は特にアルコール症の女性に一般的です。実際，30％くらいの数字が示されています。これらのうち3分の1が神経性食欲不振症と診断され，3分の2が神経性大食症です。摂食障害はたいていアルコール乱用に先行します。

自傷

切ったり，引っかいたり，やけどを作ったりする形の自己を傷つける行動は，拒食症の人のおよそ半数に見られます。切ることは自傷（self-mutilation）の最も一般的な形です。そしてたいてい腕，足，あるいは胸を針，ナイフ，剃刀の刃を使って傷つけます。ある切創は引っかき傷にすぎませんが，その人はその傷を突っつくかもしれませんし，そのためその傷が容易に治らないのです。またある切創はあま

りにひどいので何針か縫合してもらうのですが、その人は帰宅途中で糸を取ってしまいます。自傷行為をする人たちは手足や胸を火のついたタバコで焼いたり、頭やこぶしを壁にぶつけたりするかもしれません。これらは切創や打撲傷の原因となりますが、説得力のある話でごまかされます。女性において、自己を傷つける最も悪質な形は、たいていは内部なのですが、膣を切ったり刺したりすることです。この部分の浅い切創は時々「月経」を捏造する手段として利用されますが、たいていこれは重篤な心理学的疾患を示すものです。幸いにも、この行動はまれです。

　自傷（self-mutilation）は注目を求める叫びのように見えるかもしれません。しかしその個人は例外なく自分の傷痕ややけどの痕を長袖や長ズボンで覆い隠そうとします。ある自傷行為をする人たちは、麻痺して何も感じず、内面が死んでいると感じ、そして切る（あるいは引っかく、火傷をつくる）という行動—身体的疼痛でさえ、何かを感じるための死に物狂いの欲求により引き起こされたと報告します。またある自傷行為をする人たちは、緊張の高まりをあまりにも強く意識するため、何かしないと自分が爆発してしまう感じがします。切る、引っかく、あるいは火傷をつくる、を実行するときに、自傷行為をする人たちは、全ての緊張やストレスを効果的に解放するエンドルフィンの嵐を経験します—これは少なくともほんのわずかの間なのですが。

過量服薬

　過量服薬の大半は衝動的で、考え抜いたものではありません。確かに、拒食症の人たちの大半は死ぬのを望みません。それはむしろ、自分がどんなに絶望と抑うつを感じているかを他人に示す一つの手段なのです。最も一般的には、アスピリンやパラセタモール（訳注：非アスピリン系解熱鎮痛剤）を含んだ合成物が使用されます。両方とも過剰に使用した場合、著明な副作用が起こります。特にパラセタモールは肝臓や腎臓の障害をまねき、死に至ることさえあります。

危険な性的行動

　拒食症の人たちの多くは性的衝動や性欲は欠如しています。これは彼らの体重が性ホルモンの活動そしてその後の性的意識にとって必要な閾値以下であるためです。しかしある過食型拒食の人は体重が多く、そのため性的意識ももっています。しかし彼らがそれを扱うだけ成熟はしていません。このことは時々、若い女性が知らず知らずのうちに無分別な状況に自分の身をおくことをもたらしています。これ

は低い自己評価と彼女自身や彼女の身体に価値を見出す能力がないことからきます。性的活動は懲罰的で喜びのないものとしてみられ，また大量のアルコール使用が先行するかもしれません。

　拒食症，嗜癖的，自己破壊的行動は，根底にある問題の全て目に見える症状であり，彼や彼女が扱うことができない現実の困難から個人を守るために役立っているものなのです。この拒食症の有害な形態は特に困難です。というのはこれらの行動を行うとき，その人は自分が完全には意識していない困難に対して無防備であると感じるからです。

4. 生理学的側面

　拒食症の心理学的側面は行動上の変化をもたらします。これは，今度は栄養状態の悪さと衰弱による生理学的変化を引き起こす結果となります。ある重篤なそして死ぬ可能性のある身体合併症は拒食症と結びついています。私たちはこれら身体合併症のいくつかに既に触れてきました；この章では，私たちはそれらについてもう少し詳細に見ていくつもりです。

外見

　拒食症の人がどんどん体重を減らしていった場合，彼女の顔と身体は衰弱した外見をとり，彼女の骨は突き出し始めます。彼女の皮膚は乾燥し硬くなり，細かい体毛が生えてきます（26ページ「体温調節」の項参照）。彼女の皮膚は黄色味を帯び，掌はとてもオレンジ色になり，唇は荒れて裂け目ができ，髪の毛と爪は乾燥しもろくなります。
　もし彼女が過食型の神経性食欲不振症に罹患しているなら，彼女は指と足のむくみ（浮腫）と顔の腫れを起こしやすくなります。これは繰り返される嘔吐の結果である血液中の塩分濃度の低下によって引き起こされます。

低体重

　拒食症の人によって経験される体重減少の程度はさまざまです。たいてい，体重は階段状に減少します。拒食症の人たちの大半は体重減少を歓迎し，不都合なことは何もないと否認します。彼らはまれに心の中に目標体重を持っています；しかしたいていは42kg以下で心地よいと感じます。主要な女性ホルモンは，大半の女性においてこの体重以下で周期的活動を停止します。これに伴い，性欲を含む，成人の感覚は静まってしまいます。拒食症の人の多くは約39〜40kg（ちょうど7ストーンより下）あたりで安定します。残念ながら，ある人は止めることができず，彼らの体重は危険な水準にまで落ち続けます。
　拒食症の人たちの全てが衰弱しているわけではありません。ある人は，状態を極端にしないことによって，正常体重を少し下回る体重を維持することができます。しかしBMIが17.5以下であることは拒食症の診断における一つの基準です（1. 拒

食症の定義参照）。やせた身体的外見は，しばしばある人が拒食症に罹患していることを示す最初の徴候の一つです。

体温調節

体温調節システムは脳の基底にある視床下部に位置しています。代謝率が減少した場合，それ自体リセットしがちです，これは寒さに対する感受性を高める原因となります。内分泌的変化と体脂肪の減少もまた一因となっています。拒食症の人は，時々低体温になるほど強烈に寒さに弱くなるかもしれません。拒食症の人たちには，うぶ毛と呼ばれる軽くて柔らかい毛が，特に胸と背中に生えてきます。これは原始的な生存方法と信じられています。というのは，毛は空気を遮断し，皮膚の下に体脂肪の正常な層がないところに熱を確保する助けとなるからです。

生殖システム

生殖年齢にある女性において，少しの体重減少－5kgくらい－でさえ，月経不順を引き起こすことになります。もしもっと体重が減るなら，月経は止まりやすく，これは無月経として知られる状態です。女性の月経は，体重が正常な水準に何ヵ月も，時には1年近く安定するまでしばしば回復しません。月経不順はしばしば拒食症の最初の身体的徴候です。

拒食症の女性におけるもう一つの合併症は，子宮と卵巣の萎縮であり，そして多発性卵胞囊胞として知られる小さな卵巣囊の出現です。これらは卵子（卵）が卵巣から卵管へ放出されないことにより形成されます。卵胞囊胞は低い受胎能力と関連しています。しかし，受胎能力は正常体重に戻った女性において回復することができます。

内分泌的変化はたいてい体重減少に伴って急激におこりますが，これは前述の身体的影響の原因となります。卵胞刺激ホルモン（これは卵子を卵胞に放出させるホルモン）と黄体ホルモン（これは子宮が卵子を受け入れるのを準備させる）の両方が周期的活動を停止します。これと共に，月経は停止し，性的感覚も静まってしまいます。

そうした女性が妊娠するというありそうにない出来事においては，流産の危険性が高まります。というのは，飢餓の状態である身体は2つの生命を支えることは極

めて困難であるとわかるからです。もし妊娠が最後まで続き新たな命の誕生の結果になった場合，栄養不良の赤ちゃんは非常に小さいかもしれません。(7．受胎能力と妊娠に受胎性と妊娠についてのさらなる情報があるのでそれを参照)

代謝

拒食症のように，身体が栄養不良になったとき，体重減少の進み方が緩やかになります。身体は代謝を遅くして，またカロリー消費をよりゆっくりのペースにすることにより「飢餓状態」と身体が思っている状態に適応しています。結果として，成長速度は制限されます。

ミネラル欠乏

拒食症では，身体は必須のミネラルの欠乏を来たすことがあります。特に，骨からのカルシウムの喪失は骨減少症につながり，このため容易に骨折しやすくなります。もっと重篤な骨粗鬆症に―これは骨がもっともろくなった疾患―至るかもしれません。これらは骨折が起こるまでその存在を示す徴候がない無症状の状態です。衝撃による圧迫骨折は特に，運動や過剰な運動を行っている人たちに起こりやすいのです。

最近の研究では，拒食症である20代半ばの女性のグループで骨減少症のための検査が実施され，92％が脊椎や骨盤で脱灰の証拠があることが明らかになりました。もちろん，また4分の1は脊椎に骨粗鬆症が見られ，16％は骨盤に骨粗鬆症が見られました。残念なことに，一度骨減少症と骨粗鬆症になると，体重が正常範囲に戻った時でさえ脱灰は永続するようです。時々，医師たちは骨を形成し，カルシウム，ビタミンを蓄える働きをする女性ホルモンの代わりに「ピル」を処方します。ほとんどあるいは全く効果はみられません。

他のミネラル欠乏では以下のことが引き起こされます：
- カリウムの不足は心臓の問題を引き起こします。というのは，カリウムは心拍を調整する働きがあるからです。
- マグネシウムの不足は筋肉の振戦を引き起こします。
- ナトリウムの不足は危険な低血圧と重篤な脱水状態を引き起こします。

成長の欠如

　栄養不良は子どもの成長を止めてしまう原因となります。10代では，栄養不良の子どもは，年齢に比べて幼く見えますが，大人では，大変背が低くそして独特の子どものような外見をあらわしています。

　幸運にも，多くの場合において，拒食症の子どもたちが正常に食べることによって十分に成長していく可能性を引き出すことは可能です。子どもは，摂食障害ユニットで治療を受けている間に急に成長するようにみえるかもしれません。しかし治療と完全な回復にもかかわらず，完全に取り戻していない子どもがずっとたくさんいます。

筋力低下

　体重低下に伴って，拒食症の人の身体は，最初に貯蔵脂肪に生命維持を求めます。貯蔵脂肪を使い切ってしまうと，身体は摂取するほんのわずかな食べ物を利用し，そしてエネルギー源として筋肉を分解し始めます。極端な例では，このことは心臓の筋肉でさえおこり，これは体中に血液を送る心臓のポンプ作用が十分に機能しなくなる原因となります。

　筋肉の消耗によって，階段を上ることがとても困難になります。しゃがんだ姿勢から立ち上がることや，何かを持ち上げることは同様に非常な努力を要することになります。この困難な状態は医師たちによって筋肉の消耗の重症度の評価として用いられます。もし拒食症の人がしゃがんだ姿勢から立ち上がることができないか，あるいはよろよろと横に倒れるなら，彼あるいは彼女は至急，再栄養補給プログラムを受けるべきです。

免疫システム

　飢餓状態にある人々において，ウイルスと細菌の攻撃に対して身体を防御する免疫システムの能力は障害されます。そのため，このことから，あなたは拒食症の人は風邪を引いたり，インフルエンザや他の感染症にかかったりしやすいと思うでしょう—しかし，実際は逆なのです。拒食症の人たちはめったに風邪を引いたりインフルエンザにかかったりしないのです。しかし，この理由はおそらく行動上の問題

なのです。というのは，彼らは社会的状況を避けるので，そのため感染にさらされることがより少なくなるからです。ある研究は，少しの程度の体重減少で，有益な変化が保護的であるかもしれない免疫システムに起こることを示唆しています―しかしこれは証明されていません。明らかなことは，衰弱に伴い，障害された免疫システムが，切創と打撲創の治癒過程のような，治癒の多くの側面を遅らせるだろうということです。

臓器

脳

飢餓状態が続くと，脳は萎縮し始めます。身体は，生命に必要な蛋白を通常形成するアミノ酸を摂取することでその機能を維持しようとします。その結果体内の他の組織が弱ってしまいます。脳内の空間は増大しますが，この現象の意味は現在調査中です。

心臓

飢餓状態が進んだ段階になると，心臓は弱り，体中へ血液を送るポンプ作用が低下します。血圧は徐々に低下し，そのためめまいがしたりふらふらしたりします。実際，心臓の筋肉はとても弱くなるので，効果的に機能するのが困難になり，これが胸痛と動悸の原因となります。

繰り返される嘔吐により引き起こされた重大な問題のうちの一つが，心臓の発作による突然死の危険性です。私たちの心臓は，規則的な拍動のため精密に調整されたカリウムとナトリウム濃度を必要とします。しかし，嘔吐（そして下剤乱用も）は大量のカリウムの喪失を引き起こします。そのため心拍が狂ってしまいます。心臓発作は，カリウム濃度があまりにも低下しすぎた時に起こるでしょう。この理由により，自分で嘔吐をする子どもが病院へ入院することは極めて重要なことです。彼らのカリウム濃度は頻繁に測定されるべきであり，もちろん嘔吐をやめさせるべきです。大人でも，この習癖は危険です。医師は心電図（ECG）を実施するでしょう―これは電気的な伝導率を示した心臓の検査です。もしQTと呼ばれる間隔が延長するならば，それは問題があるかもしれない徴候です。

胃と腸管

繰り返されるむちゃ食いと排出は強い胸焼け―胸部の焼ける感覚，を引き起こします。胸焼けは，胃酸が食道に無理やり上がってきたときに起こります。これは胃酸逆流として知られる状況です。繰り返される嘔吐は，胃酸による歯の腐食，咽頭痛を引き起こします。食べることにより作り出された胃液は消化するものが何もなく（それは吐き出されています），そして胃壁に糜爛が生じ，時々胃潰瘍になることもあります。繰り返される嘔吐は，裂孔ヘルニアを引き起こすこともあります。嘔吐は横隔膜（呼吸するときに使われる筋肉で，腹部と胸郭あるいは胸部とを分けています）を伸展させます。胃の上部が動き，あるいはヘルニアを起こし，胸部の中へ入り込んでしまいます。これは出血を引き起こし，また前癌状態となります。

身体が飢餓状態になったとき，人は少しの量の食べ物だけで，また飲み物を飲んだけで満腹感を感じてしまうでしょう。飢餓状態により引き起こされた酵素活性の低下は，少しの食べ物が摂取されても，そのうち全てがこのシステムにちゃんと吸収されているわけでないことを意味しています。

便秘は拒食症でよくあるもう一つの問題です。それはトイレにずっと行き続ける不快感，さらに激しい腹痛を引き起こします。「宿便」もまれに起こるかもしれません。これは消化物が腸管で捕らえられ正常な方法で搬出できなくなった状態です。糞便は医師あるいは看護師により除去されなければならなくなります。

腎機能

拒食症で生じる飢餓状態は血圧低下を引き起こし，そしてその結果腎機能低下を引き起こします。持続的な脱水―これは飢餓状態で起こるように身体に水分が欠乏する状態―は将来的に腎臓に障害を与えるでしょう。下剤を不適切に使用したり嘔吐を頻回に行ったりした場合，血液中のカリウム濃度が腎機能障害の原因となります。

健康問題は可逆的ですか？

人間の身体は若返り，再生，修復の能力があります。言い換えると，もし正しい状態を与えられたなら，身体はそれ自身を治すことができます。良い栄養状態は，良い身体健康に寄与する最も重要な因子です。というのは，良い栄養状態は私たちの細胞―私たちの身体にある最も小さく最も重要な単位です―に持続的に栄養を与

え，老廃物をきれいに洗い落とします。それはまた飢餓状態によって引き起こされた多くの問題を覆します。実際，拒食症の人たちが彼らの年齢，性別，身長に相応した正しい体重に戻った場合，拒食症によって引き起こされた障害の大半はゆっくりと修復されます。

　しかし，3つの例外があります。骨の脱灰化はなかなか改善しないし，その結果としての骨折のリスクが残ります。残念ながら，月経がまだ一度も来ていない少女は，彼女が20代で正常体重に戻ったとしても月経は来ないかもしれません。(一方，既に月経が始まっていて，その後拒食症の結果として月経が止まった女性の場合は，正常の周期に戻る見込みがあります。)歯の損傷も不可逆的です。歯の美しい外観を再び取り戻すためには，非常に多くの作業が必要となります。

5. 拒食症の原因

　拒食症の人たちがたくさんいるのと同じように，拒食症の原因もたくさんあります。それぞれの個人にとって，体重減少へのしつこい要求を促すような根底にある要因と発症契機となる要因が独特な混ざり方をしています。拒食症の源は，たいてい身体の成長と初潮に続く2～3年に出現します。この障害の基礎にあるのは，まさに，これらの変化に伴う困難なのです，またこれは大人への移行を理解し受け入れていく際の問題も抱き合わせになっているのです。しかし，さらなる要因がこの混乱に投げ込まれるはずです。というのは，状態は進展していくからです。これらは個人的，家族的，社会的出来事を含みます。この章では，これらの要因の多くを探ってみます。

青年期と個人の同一性

　青年期は移行的な時期であり，個人が自分のパーソナリティと考えを発達させ，新しい行動から新しい経験を得る時期です。青年たちは，単に家族の一員としてではなく，自分自身の権利を持った人として見られたいと強く思っています。彼らの考えと信念が－これらは政治，道徳的また倫理的価値，若者文化あるいは職業進路についてのいずれにせよ－真剣に受け止められることは彼らにとって重要です。そしてこの考えと信念は家族との衝突をよく引き起こすし，激しいかもしれません。

　ある種の葛藤は両親とその青年期の子どもとの間に頻繁に生じます。彼らは，子どもが大人になるように，成熟過程の基礎を形作ります。例えば，青年たちは，両親が好む（そして子どもは好まない）ある特定の大学コースを取るように両親から圧力をよく受けます。夜は早く帰宅することについて，あるいは体にピアスをすることについて意見の衝突があるかもしれません。

　しかし，両親と別個の個人として見られたくない子ども，彼らは青年期に近づいていますが，は少ない－特に母親に対してはそうです。これらの子どもたちは，青年期の変化と意味合いに恐れを感じます；彼らはむしろ，このままの前思春期の状態でいたいと言うか，あるいは，もし思春期が始まっていたら，彼らは子ども時代に戻りたいと願います。体重減少はこれを達成する一つの方法です。最初に，彼らは新たに発達した姿を失います；2番目に，彼らの月経は止まり，性的衝動はなくなってしまいます；3番目に，彼らは新たに発見した青年期の世界にいる仲間たち

に加わりたいとは思わなくなります。彼らは，いわば，心理学的そして生理学的な子ども時代に引きこもってしまいます。

　これが子どもに起こることを願う親はひとりもいませんが，ある状況では，親はひそかに得るものがあるかもしれません。もし両親の結婚生活に緊張がある場合，子どもの病気は初めのうちは両親を一緒にする傾向があるでしょう。もっとひねくれた見方をすると，片方の親が病気のことでもう片方の親を責めるかもしれません。大人の世界は，見たところ家族のように永久に「安全な」構造ですが，子どもたちが理解できない情動により壊されてしまいます。そんな大人の世界に恐怖を感じた子どもは，それから引きこもりたがるでしょう。

　もう一つの代わりの筋書きでは，将来青年期に拒食となる人は非常に怒りっぽくなり，彼女が自分の人生をコントロールしなければならないと感じます。彼女は食べ物を摂取することを厳しく制限します―特に食事が家庭生活の基本であるところの家族の中で。彼女の両親を心配させ，不安にさせることは彼女に力強い感覚を与え，そして彼女の意志を押しつけることを許すことになります。

　食べることを拒否することにより得られる関心は，他の状況でも求められます。例えば，スポーツが優秀で，あるいは絵画で賞をとる年上の同胞の影に隠れたある青年は家族の中で「見られる」必要性を強く感じています。異常な摂食パターンの出現は関心を引くことができます―そして否定的な関心は全く関心がないことよりましであるとみなされています。

　双子は，特に，青年期には難しい時期を経験します。というのは彼らは両親からの自立を進めなければならないだけでなく，まだ関係している間にお互い独立した存在になる必要があるからです。一卵性双生児が直面した困難についての興味深い研究が数年前に行われました。その研究は，ある母親たちは双子の状態を理想化し，そして一卵性双生児の二人を彼ら自身の権利において別々の個人にする必要があるとみなしていないことを示していました。実際，ある双子はお互い離れて生活することができず，かといって近くで生活することもできずに似たような人間だと感じています。このような混乱から，拒食症は飛び出してきます。

低い自己評価

　拒食症の人たち全ては自己評価が低い―それがどのように示されるかはさまざまですが，ある大家らが，これは両親から引き継いだ学習された行動であると主張し

ます。他は強く異議を唱えています。しかし，疑いなく，浅はかな一言はその後長年傷つけることになります。例えば，ある親は，自分の娘は体重を減らすことでうまくいくと示唆するかもしれませんし，あるいは彼女のいとこがいかに細くて可愛いかを何度も言うかもしれません。このようなことはよくあることですし，このような言葉を受けた人たちの大半は拒食症を発症しませんが，このような言葉が向けられた少女は，自分が魅力的でなく劣っていると感じるかもしれません。ある特定の体重と体型を，彼女は成功と等しいとみなし始めるでしょう。

　学習された行動の理論の支持者たちはもう一つの例を挙げるでしょう：それは，自分自身についての低い評価をもっていて，魅力的でない服の着方をし，自分のサイズや体型について軽蔑的な感想を漏らす母親です。そして彼女の子どもがその後，このことを子ども自身についての印象に置き換えるのです。

　低い自己評価はしばしば人が過剰に自己批判的になる結果を引き起こします。特に容姿がとても重要な意味を持つ青年期において。体重減少は彼女に励ましと達成感を与えます—そしてこれらの感覚はとても良いので，少女をこの上ない満足を求めさせるように駆り立てることができるのです。

ボディ・イメージ問題

　低い自己評価につながっているのは良くないボディイメージです。西欧では，子どもたちはますます若い年齢で自分の外見にこだわるようになっていますし，また以前より良くないボディイメージを抱きやすくなっています。彼らの同年代の子どもたちは頻繁にダイエットを行い，みんな容姿を良くしようと励んでいますが，何の助けにもならなのです。

　子どもたちはお互いを真似したがります—これは彼らが集団に調和していると感じる方法なのです。彼らの中で拒食症を発症する素因をもつ何人かは，いつも疎外感を感じているかもしれません；彼らはダイエットを始めます。なぜなら他の子どもたちがダイエットをしているし，また，もしもっとやせたら，自分は「普通の」女の子たちに受け入れられるかもしれないと信じているからです。驚くことに，彼らは他の子どもたちよりも，実際ダイエットにこだわり長続きできることに気づきます。このことは賞賛と羨望を呼び起こします。結果として，彼らは高揚した力強さと勝利の感覚を体験します。おそらく彼らの人生の中で初めてのことでしょう。したがって，彼らはさらなる喜びすらもって，ダイエットに身を投じていくので

す。

　ボディイメージ問題は，両親が子どもの「鏡の凝視」を見るときに，両親によって初めて気づかれることがしばしばです。多くの人たちは，自分の服を確認するためや化粧をするために鏡を見ることはもっともなことと受け入れます。しかし，拒食症の人は身体のそれぞれの部位を，長時間じっと見つめます。そして太腿，腰まわり，お尻に集中して，そこをつねったりこぶしでたたいたりします。しかし一般的に，それは厄介な性的な注意ではありません。むしろ，全般的な障害があるのです―穏やかで，安全な子ども時代の生活が永遠に過ぎ去ってしまい元に戻すことはできないという認識なのです。

ボディイメージと社会

　歴史を通して，流行の体型は明らかに変化しました。17世紀では，ルーベンスは当時の社会で賞賛されていた丸々太った女性の姿を描きました。腰のくびれた姿は19世紀後半に普及したコルセットによりもたらされました。一方，曲線美の姿は1950年代のハリウッド女優によってよりあからさまに示されました。彼女らの大きな胸と大きなお尻は，これらは細い腰と均整の取れた足によって際立っていますが，1960年代初めのジーン・シュリンプトンとトゥィギーの超すらりとした姿とは極めて異なっています。良く栄養された形から衰弱した形へのこの変化は，その当時の他の「商品」の影響を受けていました。車と冷蔵庫もまたより小さくそしてよりコンパクトになりましたが，このことは，いかに女性の体が商品として見られ，そして男性とは極めて異なった方法で見られるかを強調しています。

　女性は，すべての哺乳類に当てはまりますが，男性より脂肪が多いのです。雌猫は雄猫より脂肪が多く，雄犬は雌犬より筋肉質です。健康な女性もまた，男性より脂肪が多いのです。しかし女性の脂肪と他の雌の哺乳類の脂肪は異なっています。女性は，脂肪が特異的に分布している唯一の哺乳類です。脂肪は特に大腿，臀部，胸に集中しています。なぜ胸の豊満さは乳首と乳嚢の下に形作られるべきなのかという生理学的な理由はありません。しかし，他の多くの哺乳類の最初の性的誘惑はにおいに基づいている一方で，この形についての強調は人間における最初の性的誘惑は視覚に基づいていることを意味します：男性は女性の容姿に引き寄せられます。それゆえ，体重と体型の根底にある問題は，女性性と人間の性の核心部分に由来しています。

興味深いことに，いかなる特定の体型やサイズも他のどんな体型よりも男性に対してアピールするという意見を指示する証拠はありません。さらに，男性が細い女性に惹かれるという証拠はありません。いろいろな男性に個人的な意見を求めた場合，彼らの好みはそれぞれ大きく異なります。ある男性は細い女性を好みますが，一般的により豊かな容姿を好みます。確かに，骸骨のように，角の出た女性に惹かれることを認める人は多くありません。
　事実，男性がパートナーに対しいかなる特定の体型あるいは体重に引き寄せられるという証拠はありません。しかし，女性は女性が細いのをより好むという証拠はあります。

メディアの影響
　今日メディアにより理想化された女性の体型は非常に細く，ほっそりした手足，「洗濯板」の腹部（訳注：筋肉質でしまった腹部のこと），そしてCあるいはDカップの胸を持っています。完璧さを今日具現化したようなイメージは，私たちはどこでも目にします—雑誌，テレビ，広告，その他どこでも—そして私たちの大多数は比較にならないと感じます。実際，調査では，10代の少女と少年たちは，とても細いあるいは筋肉質なモデルが，自分たち自身を不安にさせる傾向があると報告しています。
　広告会社は，人々は自分の思うように自分自身を作り変えることができるし，自分の体を「すばらしい」クリームで再び形を整え，「魔法の」洗顔でニキビを取り去り，驚きのヘアケア製品できらめく髪を手に入れることができると，人々に思わせてしまっています。さらに女性雑誌では，最新のダイエットの流行を非常に詳細に議論され，人々は，読者がそれらを試してみようとただ駆り立てるような輝かしい体験談を提供するために働いてしまったのです。
　テレビでは，私たちは非の打ち所のないなりをしている女性番組司会者を目の当たりにします。スクリーンのために選ばれた番組司会者たちは，女性らしさの最も「理想的な」見本です。しかし，あなたたちは，彼女たちが確実に良く見えるように，大勢のプロの集団がその場面の裏で働いているのを見ていません。ある視聴者たちは，これが，彼女らが現実に，そして日常生活においてどのように見えるかを示していると信じるかもしれません。それは結局，完璧な生活を送っている完璧な人たちの全体の図になります—嘘であるはずのない図，これは多くの人にとってまだ基準点となっています。既に低い自己評価をもっている人たちは，自分たちは決

して比べ物にならないと思うかもしれません。そのため彼らは失敗者のように感じ，彼らの自己評価はさらに落ちていきます。

　もし人が最も人気のある雑誌を見たとすると，その表紙の人物像は人口のおよそ0.3％を表しています。そして残りの大半である99.7％は雑誌に載る機会もありません。これらの人たちにとって容姿が良いことは一つの職業であることを忘れてはなりません。多くはフィットネストレーナーと栄養指導者を抱えています；非常に多くは彼女らの「欠点」を修正するため美容外科手術を受けています。そしてそれから，もちろん，こぶ，吹き出物，傷を完全に消し去るためのエアーブラシがあります。

　西欧世界では，ファッションモデルの平均身長は5フィート11（180cm）（訳注：1フィート（12インチ）＝30.48cm）で平均体重は54kg（8.5ストーン），一方女性の平均身長は5フィート4で平均体重は63kg（10ストーン）です。ファッションモデルは女性人口の残りの98％よりもやせていて軽いのです。イギリスでは，店にある平均的なマネキンは8あるいは10号サイズ（訳注：イギリスの号数＝日本の号数−1，イギリスの女性の平均は14〜16）の服を着せられています。そのため，女性が自分のサイズと体型に満足いかないのは不思議なことではないのです。

　理想の体型と容姿の今日の果てしない進展は，女性たちは他人から評価されるために外に向かってアピールしていかなければならないというメッセージを特に女性に送りますが，何の助けにもなっていません。このことは，自分たちがどう見られるかは人生における幸福と成功の中心であると女性たちに信じることを促すことになります。確かに，メディアがそのような力を持っていること，そして否定的なボディイメージや自己評価の欠如や全般的な不幸を作り出す能力を持っていることは不公平なのでしょうか？その通りです，しかしメディアにその力を許しているのが，まさに私たち消費者なのです。私たちは，メディアが「やせは中にあります」というメッセージを1日何回も，そして多くの通りで私たちに売り込むことを許しているのです。

社会的圧力

　メディアの影響によって作り出される社会的圧力は，女性個人に対し自分自身をより悪いとさえ思わせてしまいます。というのは今日ほっそりした人たちのみが「ファッションリーダー」の一員となると，あるいは毎日の社会で受け入れられる

と思われているからです．歴史を通して，調和し，見かけ上聡明に見えるための圧力がずっとありました—しかし，今日の世界のテレビ，インターネット，光沢紙の雑誌（訳注：ファッション雑誌等のこと）において，調和するための圧力は1,000倍も強調されています．実際，今日の若い女性が1日で見る美しい女性像は，彼女の母親たちが青年期の全期間を通してみた美しい女性像より多いと見積もられています．そのため，多くの現代の若い女性が，彼女らの理想像のようになりたいとあこがれていることや，彼女らが，実際よりも社会には美しい人たちがもっとたくさんいると考えがちであるのは不思議ではありません．

力強い無意識的連想は，体の大きさと体型によって作られ，そしてこれは拒食症の大人を厄介な関係へ導きます．例えば，拒食症の女性は「小さな少女」あるいは「小さな少年」の姿さえ表すかもしれませんし，それは，依存的で，また彼女のパートナーのみだらな性的欲動を満足させるような子どもらしい無邪気なやり方に対して従順であるかもしれません．彼女が子どもらしいけれども，既に法的には大人の女性であるということは，彼女の拒食症と共謀するためのよこしまな動機付けを彼女のパートナーに提供することになります．

早期の摂食問題と習慣

家族の食事はますます過去の慣習です．食べ物をちょっとつついたり，1日中だらだら食べたりするのは，今日では良くあることです．そして子どもは両親の食習慣に注目し学習していきます．しかし，良くない食習慣が自動的に拒食症を引き起こすわけではありません．拒食症の人たちが子どもの頃や青年期早期に「好き嫌いの多い」食べ方をしていたと報告するのはよくあることです—好き嫌いの多い食習慣の人たちの圧倒的大多数は，まだ拒食症を発症しませんが．より重要なことはコミュニケーションの一つの手段として食べ物を使用することです．報酬として与えられた食べ物あるいは，罰として取り上げられた食べ物は，不適切な連想をもたらすかもしれません．例えば，ある子どもは食べ物に関して情動を知覚するかもしれません．もしその子どもが不安だったり怒ったりしたときに食べ物が与えられるなら，後の人生におけるこれらの情動は，彼女に対し食べ物を見つけ出すように仕向けやすくなります．早期の不適切な食べ物の扱いと拒食症の関連は，まだ明らかに確立されていないといわれています．

一般的に，拒食症の女性は良い母親を作り上げます．しかし，彼女らは，自分の

習慣が子どもに，特に娘に伝わるかもしれないことを心配しがちです。この心配に関して十分な理由があります。拒食症である多くの母親たちは，もし娘たちが思春期に近づいてきたら，自分自身の病気を取り除こうと断固とした努力を行います。彼女たちは，何らかの方法でこの状態が「感染する」かもしれないと信じています。

幼少時の外傷

何年も前，拒食症は虐待，とくに性的虐待の直接の結果であるかもしれないと感じられました。実際，性的虐待の高い発生率が拒食症の人たちについて報告されました。何年にもわたるさらに注意深い研究が，このことは事実ではなく，性的，身体的，情緒的虐待は女性に起こる全ての神経症性障害において，より高率に見られることを示しました。抑うつ的，あるいは不安障害をもっている女性は，虐待を報告した一般人口よりも頻度が高いのです。しかし発生率は依然低いことは強調されなければなりません。それにもかかわらず，やはり性的虐待の有病率は，拒食症を含めた全ての神経症性障害にわたってかなり一致しています。性的虐待を報告した拒食症の人たちにおいては，彼らの状態は，食べ物の不適切使用を伴った嗜癖的，自己破壊的行動が組み合わさった多衝動的臨床像を導きやすいのです（3. 行動的側面参照）。

原因となる因子として挙げられている他の幼少時の外傷は，いじめ，生命を脅かすような病気が含まれます。しかしこれらの理論を支持する証拠はほとんどありません。実際，これらの理論は，多くの拒食症の人たちを客観的に評価することよりむしろ，個人に対して話すことに由来しています。このような幼少時の外傷はよくあることで，いくらかの子どもにのみ拒食症が続いて起こるのです。

遺伝的素因

最近の研究は，ある人たちは遺伝的に拒食症を発症しやすい傾向にあることを示しました。しかし，特定の行動が，生まれか育ちかのどちらによってより導かれるのかを評価することは困難です－生まれか育ちかは，行動を決定するあるいは引き起こす際の，その人の先天的な質（生まれ）とその人の個人的体験（育ち）の相対的重要性を意味しています。個人はその人を拒食症になりやすくし，その後，特定

の状況下で発症するような遺伝子を受け継いでいます。これらの状況としては，摂食障害に罹患している親類と一緒の家庭で成長することや，例えば，その親類が病気のため受け取る注目や，食べ物，体重，体型をいつも重要視すること，あるいは低体重を達成したことへのあからさまな報酬を目の当たりにすることが含まれます。

拒食症の発症に関与する危険因子
- 低い自己評価
- 完璧主義
- 家族のダイエット
- 家族の中に摂食障害の人がいること
- 父親，母親的問題
- 批判的なコメント，例えば体型やサイズに関して
- 不適切な養育
- 家族の中にうつ病の人がいること
- 家族の中で薬物あるいはアルコール乱用者がいること
- 家族が肥満
- 早期の初潮
- 不安障害
- 性的外傷
- やせへのメディアの圧力

6. 注意すべきサイン

　多くの両親, 友人, パートナーは, 最初は拒食症の明らかなサインを見逃してしまいます。しかし, 疑いが出てきたら, あなたは何を探しますか？

　もし, 特にあなたが親であるなら, あなたの子どもが拒食症と考えることは, 信じられないほど恐ろしいことです。しかし, その状態を認識することは, 重要な転機です。というのは, 拒食症についてあなたが何かし始めることができるのは, あなたが真実を知ったときだけなのです。次に挙げる現われでるサインは, あなたの子どもが拒食症であることを示しているかもしれません。

- 彼女は急激に体重が減っている。
- 彼女はダイエットの達成をあからさまに自慢するかわりに, 体重減少を隠そうとする。
- 彼女は食べ物を摂ることを制限するか, あるいは食事を避ける。
- 彼女は食事の前後では不安になる。
- 彼女は自分の体重にこだわり, 1日に何回も体重を測る。
- 彼女はカロリーを計算し, そして自分が食べる食べ物全ての熱量を知っている。
- 彼女は, 自分は健康的に食べようとしているというが, 多くの食べ物を除くことでそれを実行している。それには多くの標準的炭水化物の食べ物を含んでいる。脂肪もまた削除される。
- 彼女は菜食主義者 (vegetarian), あるいは完全菜食主義者 (vegan) にさえなる。
- 彼女はよく食べているように見えるが, 彼女の皿の上の食べ物は非常に低カロリーである。
- 彼女は自分の体型とサイズに関しては幸せではない。
- 彼女は自分の体型とサイズに関して歪んだ見方をしている。そして自分自身を太りすぎで, こぶと吹き出物だらけと信じている。
- 彼女は空腹であることを否定する。
- 彼女は食べることを避ける言い訳をする。
- あなたは隠された食べ物を見つける－これは彼女が食べたと言い張るものである。
- 大量の食べ物がなくなることが時々起こる。
- 彼女は自分の食べ物を料理する明らかな理由がないのにそれを始める。

- 彼女は熱心に身体運動を始める。
- 彼女は疲労し，やつれて見えるにも関わらず，全般的により活動的である。
- 彼女はとても抑うつ的にみえる，笑顔はほとんどない。
- 彼女は非社交的になり，家族の祝い事を避けるようになる。そして昔の友人たちと外出したがらなくなる。彼女は非常に引きこもり，生活の中で孤立したように見える。
- 彼女は服を何枚も重ね着をする。
- 彼女は完璧主義になり，完全にきちんと整頓する，そして，おそらくとても丸くて小さな，几帳面な文字を書く。全てが模範的でなければならない。
- 彼女の行動は退行する：彼女はかんしゃくを起こすことに立ち戻るかもしれない。このような行動は苦悩と不幸を示すものとして見られるべきである。
- 彼女は嘔吐して戻すために食後にトイレに消える。その部屋は，その後しばらくは吐物のにおいがするかもしれないし，同様に彼女自身もにおうかもしれない。
- 彼女は下剤を使い始め，その証拠が明らかになるかもしれない；あるいはあなたは食器棚や引き出しに大量の下剤や利尿剤を見つける。
- 彼女は自分が食べたものについて嘘をつき始める。
- 彼女は運動するために食後寝室へ消える。

身体的サイン

これらの行動上のサインに加え，おそらく何かが悪いことを示す身体的な指標があるでしょう：
- 彼女の皮膚は乾燥し，髪は薄くなる。
- 彼女は「病気の」外観であるかもしれない。
- 顔と指の腫れがあるかもしれない。
- 彼女には「うぶ毛」として知られる細かい体毛が生えるかもしれない。
- 彼女の歯肉は出血するかもしれないし，歯は腐食し始める。
- ちょうど耳の前にある，耳下腺が小さく腫れるかもしれない。（時間がたつと，その腫れは硬くなる）
- 顎の下とまわりに小さな腫脹があるかもしれない（腫脹した唾液腺）。
- もし彼女が排出行動として嘔吐するなら，人差し指の付け根の関節，ここは指が前歯とこすれる部位であるが，に擦過傷があるかもしれない。彼女は，上の前歯

とこすれる人差し指の付け根の関節に慢性的な胼胝（タコ）があるかもしれない（ラッセルサイン）。
- 彼女はよく眠れないかもしれないし，特に早く目が覚めるかもしれない。
- 彼女は便秘するかもしれないし腹部も膨張するかもしれない。
- 彼女は寒さに弱くなるかもしれない。
- 彼女は活力が欠乏するかもしれないし筋力の低下を実感するかもしれない。
- 彼女はめまいの発作を起こすかもしれない。
- 彼女の月経は周期がでたらめになったり，あるいは全く止まってしまったりしやすくなる。これは，状態が危険な状態に到達したこと，そしてダイエットがコントロールできなくなっていることを示す徴候である。

体重測定

あなたの子どもの体重減少をチェックするときは，決して1回の体重測定に基づいてどんな決断もしてはいけません。もし子どもの体重が心配であれば，週2回体重を測定することがより正確になります。同じ体重計を使うようにし，体重計の目盛りが適切に調整されていることを確かめるようにしてください。もし疑わしいなら，自宅の体重計と薬局の体重測定器を比較することによって検証してください。いつも1日のうちで同じ時間に体重測定してください。朝食前，そして少なくとも飲食6時間後に実施するのが一番良いのです。子どもの体重を，縦軸に1センチ1キログラム，横軸に1センチ1週間で目盛ってあるグラフに記入してください。記録としてそのグラフを保管し，それをあなたの担当医に見せてください。

Body mass index（体脂肪指標）

BMIを用いることで便利なことを学んでください。BMIは身長で修正してあり，単純に体重測定するよりも拒食症の重症度を評価するためのずっと正確な方法です。BMIは9．あなた自身を援助すること（75ページ）の「推奨される体重」の項でさらに説明します。正常範囲は20から25です。BMIが18未満の人は誰でもかかりつけ医に診てもらうべきですが，拒食症の正式な診断のためには，BMIは17.5未満でなければなりません。15未満であれば医学的に心配され，13未満であれば病院への入院がふつう必要となります。

病院への入院が必要になるかもしれない徴候
もし以下の状況であれば,病院への入院は検討されるべきである：
- その人が外来治療で効果が得られていない場合；
- その人が非常に怖がるようになっている場合；
- 飲み物を拒否するといった脱水の徴候,あるいは嘔吐や下剤乱用が原因の脱水の徴候がある場合；
- その人が低体重であろうがなかろうが,嘔吐が持続し,規則的である場合；
- 低血圧や徐脈といった血液循環が良くないことを示す症状がある場合；
- その人が重篤なうつ病である場合。

7. 受胎能力と妊娠

　拒食症は主に青年期と早期成人期の間に発症します。これらは正常では女性の最も妊娠可能な時期です。そして極端な体重減少の結果，彼女は月経周期が始まらないかもしれないし，あるいは急に止まってしまうかもしれません。このことは，彼女が妊娠して健康な赤ちゃんを産むことはありそうにないことを意味しています。月経周期の欠如（無月経）は，女性が排卵していない，つまり彼女の卵巣が卵子あるいは卵を毎月放出していないことを強く示唆します。わかりやすい言葉で言えば，彼女は一時的に不妊の状態なのです。そしていくらかの人にとっては，これが永続的な状態になりかねません。

　女性が拒食症に罹患している期間が長ければ長いほど，ある種の受胎能力の問題に直面する危険性は高くなります。拒食症をなんとか克服した女性のおよそ80％が，妊娠する能力を再び獲得しています。実際，彼女たちが体重を増やし始めると，月経周期は自動的に始まりだすかもしれません。しかし，あなたが回復への道にうまく乗っているか，あるいは完全に回復したと感じるまでは妊娠しないのが賢明です。拒食症と奮闘している間に妊娠した女性は，身体的そして情緒的に求められるものが圧倒的であると気づくことになります。これらは彼女たち自身の健康だけでなく，産まれてきていない子どもにも深刻な障害を与えます。

　妊娠は，どんな女性の体にも極めて大きな負担をもたらします。というのは胎児が成長すると，母親からの栄養が必要となるからです。妊娠した拒食症の女性は，自分のわずかな蓄えも既にひどく枯渇しているのに気づくかもしれません。そして極度の疲労感や抑うつを体験する原因となります。もし彼女が妊娠を最後まで継続できるなら，その後彼女は新生児の要求に見合うだけの必要とされる活力が欠乏しているかもしれませんし，また彼女の健康はさらに悪化するかもしれません。

　どんな摂食障害の女性も，健康になるまで妊娠を延期すべきです。

拒食症と受胎能力

低体脂肪率

　女性の体脂肪率がある水準を下回ると，彼女の体は排卵を刺激するのに必要なホルモン濃度を作り出せなくなります。さらに，低栄養状態と結びついた急激な体重減少は，彼女の体を緊急状態にします。そしてこのために，赤ちゃんをもつ準備が

できていることよりも生きながらえることを心配することになります。
　内分泌的バランスの崩れと同様に，ビタミンとミネラルの欠乏は拒食症に起因し，そしてこれは女性が妊娠するのをより困難にします。

偶然の妊娠

　低体重にも関わらず，ある拒食症の女性たちは妊娠することができます。ある女性たちは，特にアジア系の人たちですが，非常に低体重の時でさえも，排卵と月経があるかもしれません。また，他の女性たちは，初潮がまだ来ていないかもしれませんが，もし最初の卵の放出のあとすぐに性交をしたならば，受胎が可能です。拒食症の女性にとって，排卵が散発的におこること，そして妊娠可能な時期をいつも気づいているわけではないことは一般的です。
　それゆえ，あなたが今まで一度も月経が来なかったということから，あるいは月経がしばらく前に止まったということから，妊娠することはできないと考えるのは危険です。これらの理由から，もしあなたが妊娠したくないのなら，性交するときにいつも避妊具を使用すべきです。

流産とその他の危険性

　拒食症と排卵性不妊症（卵胞が卵の成熟と放出をうまくできない）の関連性の研究において，拒食症の女性は，健康女性よりもはるかに流産が多く見られます。拒食症での流産はたいてい，女性の体が妊娠期間を最後まで維持する能力がないことにより起こり，体は結果として赤ちゃんを拒否するのです。妊娠している拒食症の女性は妊娠が中断しやすいのです。これは，妊娠に伴う合併症が存在したことや，胎児の問題が早期に発見されたこと，あるいは女性が予定された体重増加や，やがて来る責任に対処することができないと情緒的に感じたことからかもしれません。流産同様に，妊娠中の拒食症は次に挙げる事柄についての正常よりも高い危険性と関連しています：
- ハイリスク妊娠；
- 妊娠糖尿病；
- 母親の歯と骨に対する損傷の増加；
- 心臓や肝臓の障害のような，拒食症に関連した他の以前から存在していた状態の悪化；
- 子宮頸部の機能不全，そしてこれが自然流産の原因となります；

- 胎盤剥離；
- 羊水過少；
- 子癇前症；
- 骨盤位のような，出産中の他の合併症；
- 帝王切開の必要性；
- 早産。

　いくらかの早産した赤ちゃんは，神経学的そして発達的問題を早期成人に入っても抱えており，もしかするともっと長く抱えています。問題のうちのいくつかは，低知能，学習障害，脳性麻痺，そして注意欠陥多動性障害（ADHD）のような精神科的疾患を含んでいます。成人に達したら，これらの人たちは依存し続けることになりますし，有効な社会技能を身につけたり，他人との成功した関係を築いたりすることができないままでいます。低出生体重の赤ちゃんは健康的に見えるかもしれません。しかし，期待される完全な成人像に到達しないことがしばしばあります。その赤ちゃんが未熟であればあるほど，そして低体重であればあるほど，障害はより起こりやすくなります。

胎児に対する問題
　女性の低体重と食事制限は，成長途中の胎児に対して多くの問題を引き起こすということが，研究で示されました。エネルギーを保持するため，胎児は代謝率を減少させるかもしれません―このことは後の生活で，肥満，心臓病，糖尿病を引き起こしかねません。女性のダイエットはまた，胎児の脳に向けられる栄養の欠乏を引き起こし，肝臓と腎臓のような他の重要な臓器に送られる栄養が不十分な量のままになります。したがって，これらの臓器は赤ちゃんが産まれたとき，十分に機能しないかもしれません。その赤ちゃんはまた，次に挙げる危険性があります：

- 胎児成長の遅れ；
- 黄疸；
- 妊娠期間の最後1/3で，あるいは生後1ヵ月以内での死亡率の上昇；
- 死産；
- 出生時低体重；
- 低アプガースコア―アプガースコアは赤ちゃんの皮膚の色，心拍数，動き，呼吸

そして反射の数値であり，出生後すぐに測定されます；
- 口蓋裂と口唇裂のような先天的欠損；
- 出生後すぐの呼吸苦；
- 盲目，精神遅滞，脳性麻痺のような大きな障害。

母親であることを考える？

　もしあなたが，赤ちゃんを持つかどうか決めようとしているなら，そして摂食障害の病歴があるなら，子どもがもたらす喜びと満足感と同様に，落とし穴に気づいていることが重要です。赤ちゃんを持つことは，あなたが回復するのに必要な治療意欲をもたらしません。だから，どうかそのように考えないで下さい。妊娠そして母親であることは，大変な量のストレスと責任をもたらします。そして妊娠するのを考慮する前でさえ，あなたは生活の中で健康な場所にいる必要があります。ある女性はある人から愛されたいととても強く思うために妊娠します。しかし，赤ちゃんがとても必要としているのは，まさに，あなたの愛情，保護，強さ，良い健康状態なのです。あなたは赤ちゃんを必要としていないけれども，赤ちゃんはあなたを必要とするでしょう。

　もしあなたが，拒食症からまだ完全に回復していないのなら，また妊娠するかどうか考えているなら，次の質問を自分にしてみて下さい：

- 妊娠中と出産後にあなたの体におこる変化について，どのくらい気持ちよく感じるでしょうか？あなたの感覚はあなたの回復を後戻りさせるでしょうか？それらはあなたの拒食症をさらに悪くさせるでしょうか？
- 妊娠中と出産後で，あなたは自分の体と赤ちゃんに十分な世話ができるだろうと自信がありますか？
- 赤ちゃんがなぜ泣いているのかわからない時，あなたは泣き叫ぶ赤ちゃんというストレスに対処することができるでしょうか？
- あなたは，健康と幸福をあなたに全て依存している小さい人間に対する責任を果たすことができるでしょうか？
- あなたは，自分の子どもにちゃんと食べるように促すことができるだろうということを確信できますか？
- もしあなたが助けを必要とするなら，助けを求めるだけ十分にあなたは心の中で

強いですか？
- あなたは，自分の摂食障害を自分の子どもに引き継がせてしまうかもしれないという責任について直面するのをいとわないですか？
- あなたはいかなる産褥期うつ病でも対処できるでしょうか？（それは軽度から重度までありえます。）

もちろん，あなたが妊娠すべきかどうか誰も言うことはできません。最終的に，その決断はあなたが下さなければなりません。しかし，あなたがその時点で準備ができていないかもしれないこと，そしてさらに数ヵ月間とさらにもう少しのカウンセリングが，母親としてのあなたの身体的そして情緒的成功を大きく左右しうることを気にとめておいてください。

可能性を高める

もしあなたに拒食症の病歴があり，そして妊娠を希望しているなら，あなたができることは可能性を高めることです。あなたの主要な目的は，妊娠するのを試み始める前に拒食症からの回復することであるべきですーもし，赤ちゃんがあなたの中で育ち始めているために，あなたが自分の栄養源を定期的に満たすことができていないならば，あなたは自分自身が身体的そして情緒的にとても衰退しているのに気づくかもしれません。

次の指針も助けになるでしょう：

- 妊娠を試みる前に少なくとも6ヵ月は正常体重を維持する。
- あなたが健康的な食事を食べ続けることを確実にする。
- むちゃ食いと自己誘発性嘔吐のような，過食行動を避ける。

カウンセリング

あなたが妊娠を試みる前に，あなたがあなたの担当医に熟練したカウンセリングを紹介してもらうように頼むことは勧められることですー母親であることはストレスが大きいですし，一旦赤ちゃんが産まれると，あなたは昔の行動に逆戻りし勝ちであるかもしれません。カウンセリングは，あなたがそのストレスを対処するのを手助けする計り知れないくらい価値のある技術を，あなたに教えることができます。

受胎能力検査

　もしあなたが拒食症からの回復への道の途中,あるいは既に回復しているのに,妊娠することに問題を抱えているなら,あなたは担当医を受診するのが望ましいです。担当医は受胎能力検査で調べることを決めるかもしれません。女性が妊娠するのを援助することができるいくつかの処置が現在可能です。

妊娠と出産

　もしあなたが今まで―あるいは今もまだ―拒食症であり,そして現在妊娠しているのなら,あなたは必要以上の特別な配慮が必要です。例えば,あなたの歯と骨が弱くなるかもしれないので,十分なカルシウムの摂取は妊娠中重要です―赤ちゃんのカルシウム摂取の必要性はあなたのより優先されます。もしカルシウムが日常の製品,濃緑色葉野菜,その他の源から摂取されないなら,年がたつと骨折と疲労骨折があなたにおこりかねません。

- あなたが確実に可能な限り最良の出生前のケアを得るために,あなたの拒食症について担当医に話して下さい。
- あなたは確実に出生前のビタミンを摂取して下さい。そして鉄分あるいはカルシウムの栄養補助食品が必要かどうか担当医に尋ねて下さい。
- 健康的な食事を食べて下さい。そしてそれぞれのトリメスター(訳注:妊娠期間の1/3のこと)の期間,必要とするできるだけ多くの体重を増やすことを自分自身に許して下さい。
- どんな出生前の徴候も見逃してはいけません。
- 担当医の勧めがないのであれば,出生前運動教室に参加するのは控えて下さい。一般的に,あなたは一生懸命やりすぎるべきではありません。
- もしあなたが,自分の体と増えつつある体重に関して不安に感じ始めたなら,担当医あるいはカウンセラーに話すのをためらってはいけません。
- もしボディイメージの問題が長引き,あなたを悩まし続けているなら,担当医あるいはカウンセラーに援助を求めて下さい。
- 妊娠,出産,子ども発達の教室へ参加すると,あなたは,何を予期すべきかについて再確認することができます。

むちゃ食いと妊娠

　もしむちゃ食いがあなたの病気の一部であるなら，これらは妊娠が進むにつれ頻度は少なくなるでしょう。あなたの赤ちゃんが大きくなるにつれて，大量の食べ物を食べることができなくなるでしょう。しかし，むちゃ食いは出産後と特に離乳期間に激しい形でぶり返しやすいのです。あなたは妊娠後期に確実に治療を受けることが最善です。9．あなた自身を援助することに記載されている手法のいくつかが助けになるでしょう。

妊娠の情緒的側面

　かつて拒食症であったか，あるいはいまだそれを克服するのに奮闘している女性は，自分が妊娠していることを知って得意がるようになりかねません－彼女はもしかすると，自分は決して妊娠できないだろうと思っていたので。彼女は自分の中で小さな命が育まれつつあることについてわくわくし続けるかもしれません，しかし増やさないといけないとわかっている体重全てについて頭から離れなくなり始めます。彼女はまた，出産後どれくらい早く体重を減らすことができるかについて過剰に心配しがちです。

　健康な赤ちゃんを産むためには，妊娠している女性は 11 ～ 16kg 体重を増やすべきです（25 ～ 35 ポンド）。しかし，そんなにたくさんの体重を増やす必要があるという考えは，拒食症の病歴を持つ人の心に恐怖を植えつけることになりかねません。100 ポンド体重を増やさなければならないというのは，正常の女性の話のようです。妊娠した拒食症の女性は 1 ポンド体重が増えるごとに，少し半狂乱にそして少し抑うつ的になります。実際，少数の女性はコントロールが効かないと感じ，自傷行為やお腹の中の子どもを傷つけようとします。いくらかの女性は，自分たちが拒食症から解放されていると信じ，そしてうまくやっていけると感じているため，妊娠します。しかし，妊娠が体重に関するこれら全ての困難な考え，ダイエットに関連したこれら全ての悪い習慣を呼び戻しかねないことは不運なことです。

　妊娠は非常に情緒的に揺れ動きやすい期間であり，また女性が拒食症から回復するのに 10 倍困難になります。

　それゆえ，あなたの妊娠に関わる医療専門家があなたの病歴を知っていることは重要です。そして，彼らは，あなたが良いケアを確実に受け，そしてあなたがうまくやっていくのを援助するような適切なカウンセリングを確実に受けるようにすることができます。適切なケアがあれば，あなたは自分の摂食障害を乗り越えること

ができるし，健康な子どもを出産することができるのです。

あなたはまた，出産後，特に分娩後の体重減少が問題なく起こるとき，適切な援助と指導をきちんと受けるべきです。

拒食症を合併した，あるいはその状態から回復している妊娠女性は，特に他の人たちの批評に特に敏感です。

「あなたは本当に大きくなったわね」，「それって，全部赤ちゃんなの，それともあなたがたくさん食べてるからでもあるの？」というような一言は，とても動揺させてしまいかねません。女性のサイズに関することは，どんなことでも言うのを避けるのが一番良いことです，というのは「あなたは体重が減ることについて心配しているの？」「あなたはどのくらい体重が増えたの？」という言葉でさえ，強烈な不安を駆り立てかねないからです。

ある拒食症の女性は，体重が多すぎることを心配することからの歓迎すべき休憩として妊娠を見ています。彼女らは赤ちゃんを持つことは非常に重要な仕事であることを知っており，また自分の不安をひとまず置いといて，むしろ子どもの健康を考えることができます。またある女性は自分のお腹が膨れ始めた時，抑うつの黒い穴に落ち込んでしまいます。彼女らは，体重増加が健康な子どもをつくることの必要不可欠な部分であることを理解できませんし，また増えた体重のほとんどは，実際は赤ちゃんの分であることも理解できません。これらの女性は自分自身を飢餓状態にし続け勝ちです。そして体重増加の代わりに体重を減らすことすらやるかもしれません。

幸運なことに，大半の女性はこれらの両極端の間にあります。

出産後

あなたの赤ちゃんの誕生後，あなたが規則的に，栄養のある食事を食べ続けることは重要なことです。あなたは，赤ちゃんによってもたらされた多くの変化と要求にうまく対処できるために，強さを維持する必要があるでしょう，そしてどんな産褥期うつ病にも対処する必要があるでしょう。もしあなたが母乳で育てているなら，あなたが赤ちゃんへ授乳することを通して，どんなビタミン不足をも赤ちゃんにおよばないためにも，あなたは確実に十分量の母乳を作りだせるようにしっかり食べる必要があります。

拒食症の病歴のある女性にとって母親であるということ

　母親であることは，多大な身体的そして情緒的な要求を女性に課します。そしてこれは時々強いストレスの原因となります。あなたは拒食症から完全に回復したと信じているかもしれませんが，その要求は，おそらく時々のむちゃ食い行動を行うといった，飢餓状態での昔の習慣にあなたを引き戻していることに気づくでしょう。もしあなたが摂食障害ユニット（入院，あるいは外来いずれか）で熟練した治療を受けたことがあるのなら，あるいは質の高い治療者からカウンセリングを受けたことがあるのなら，あなたは圧倒されるように感じる時にどのように対処すればよいか学んだでしょう。今こそ，これらの技術を使う時なのです。しかし，もしあなたがこのようなカウンセリングを受けていなかったとしても，助けを求めるのに遅すぎることは決してありません。担当医のところへ行き，自分の状態を説明し，そして摂食障害の専門家へ紹介してもらうように頼んで下さい。

良くない手本にならないこと！

　不運なことに，拒食症の病歴を持つ女性は，食べ物，食事，体重，ボディイメージが関わるところでは，子どもにとって良くない手本になりかねません。例えば，彼女は子どもを確実に細くするために，少ししか食事を与えないかもしれません。あるいは，自分が養育している親であることを世界に（そして自分自身に）証明するために，過剰に食事を与えるかもしれません。その子どもが成長して大きくなるにつれて，家族は食べ物と食事を巡っての激しい争いに悩まされるかもしれません。娘は，彼女自身が摂食障害を発症する危険性があるし，息子は，女性の体重と体型は，女性にとって最も重要な取柄であると信じるかもしれません。

あなたの子どもが肯定的なボディイメージを持てるように援助しなさい

　あなたが子どもにとって手本であると忘れないでおくことは，常に賢明なことです。そしてそれゆえに，あなたは自分がどのように振舞うか，そして何を言い，何をするのかを気にかけるべきです。ダイエットの代わりに，あなたは，長期間の健康的な食事と運動プログラムに従うように勧められるでしょう。そしてそれは，自分の子どもが尊敬し真似して欲しいとあなたが思うようなタイプのプログラムです。

　あなたの子どもが肯定的なボディイメージを持ち，そして健康的な形で食べ物と

関係できることを援助するために，これらの重要なステップに従って下さい：

- 子どもに対して，あなたが愛し大切にしていることを示して下さい。両親からの暖かい抱擁は，子どもにとってどんなおもちゃやお菓子よりも価値あるものです。
- 子どもの特別な才能，成果，価値，努力について褒めて下さい。
- 自分の子どもに対するあなたの夢と野心について検討して下さい。子どもが目標に到達する一つの方法として，あなたが外見ややせを強調していないことを確かめて下さい。
- 子どもがどんな問題を抱えていても，あなたのところに持ってくることができると，子どもがわかるように必ずして下さい。子どもに1日のことを尋ねて下さい。そして子どもの生活に興味を持って下さい。
- 息子たちと娘たち両方に，女の子は男の子よりも重要でないというメッセージを与えるのを避けて下さい。例えば，男の子たちに家事や買い物をさせないようにしないで下さい。
- 自分の子どもたちと一緒にテレビを見て，そしてあなたが持った印象について話し合って下さい。メディアの中の美しい人たちは人口のうちほんの少ない割合しか占めていないことを説明して下さい。そして平均的な成人は少し体重が多く，また外見も完璧ではないことを説明して下さい。
- あなたが自分の体を見るやり方，そしてこれがメディアのイメージと体重に対する先入観によっていかに形作られているかを考えて下さい。自分の子どもといっしょに先入観の醜さを検討して下さい。そして私たちは全て，体型とサイズの多様性を生み出す異なった遺伝的性質を持っていることを子どもが理解できるように援助して下さい。
- 今のあなた自身を受け入れるように努めて下さい。娘たちは，女性らしさという言葉を学ぶために，母親たちが自分自身のことについて話したりお互いに話したりするやり方に耳を傾けます。娘たちは自分自身を愛し受容している女性を見て初めて，自分の体を愛し受容することを学ぶことができるのです。
- 体重増加は発達の正常な一部分であること，そして少女は特に思春期で正常な脂肪組織がつくことを，自分の子どもが必ず理解できるようにして下さい。
- 食べ物について子どもたち自身に決めるようにさせて下さい。もし子どもが特定の食べ物を十分に食べないことにあなたが気になるなら，気にしないように努め

て下さい。栄養価の高い食べ物や間食はいつも確実に利用できるようにだけして下さい。子どもたちは最終的に，ダイエットの点でおのずと解決する傾向にあります。
- 人々を，彼らがどう見えるかでなく，何を言い，何をするかによって判断するように努めて下さい。あなたの子どもはあなたを見本としてついていきます。
- バランスの取れた食事でさまざまな食べ物を食べること，そして1日3回食べることは健康に良いことであると子どもに教えて下さい。
- ダイエットの危険性についてできる限り学んで下さい。そして子どもと話し合って下さい。
- 食べ物，体重，体のサイズと体型について否定的な発言は避けて下さい。
- 食べすぎを，運動の理由に決してしてはいけません。
- 少し緩やかな運動を毎日行って下さい。というのは，そうすることが心地よさをもたらし，そしてあなたの体をより強く，より柔軟にすると知られているからです。
- 要求される服が，自分の体型とサイズに注目を集めてしまうという理由から，ある活動－例えば水泳－を避けてはいけません。

8. 治　　療

　もしあなたが拒食症で，それから解放されたいと思うのならば，回復過程は体重を増やしていくことが必ず必要とされます。これは極めて高い心理的なハードルで，多くのパニックの原因となりかねません。しかし，体重を増やすことの必要性にとらわれないように努めて下さい。代わりに，あなたの生活がもはや食べ物によって支配されないでいる時にすることができるだろう事を考えて下さい。

　もしあなたが，拒食症と疑いのある子どもの親であるならば，そしてその子が体重を増やしていない，あるいは同じ低体重にこだわり続けているならば，彼女が家庭医を受診することが重要です。しかし力ずくで診療所へ連れて行くのは望ましくありません－たぶん，彼女は怒りを感じ，援助を受ける全ての努力に対して抵抗するでしょう。もし，彼女が危険なほど低体重でないなら－危険なほど低体重の場合は，彼女は病院にすぐに入院すべきです－彼女は，自分が拒食症であること，そしてそれは治療の必要性があることを自分自身で受け入れる必要があります。あなたは，拒食症に関連している多くの健康に対する危険性を説明することで，彼女が受け入れるのを援助することができます。あなたは，拒食症は心理学的な障害であること，また拒食症は巧みに，彼女が拒食症なしでは生きていけないと思うようにさせ，そして現実の彼女からどんどん離れていくように駆り立てていること，その結果，拒食症が彼女のアイデンティティを引き継ぎ，拒食症なしだと何もなくなると彼女に思わせているということを明らかにすることもできます。拒食症は彼女の友達に見えるかもしれないと，彼女に説明して下さい－たぶん，彼女は情緒的に非常に孤立していると感じていて，拒食症は彼女が持っていると感じている唯一の仲間なのです－しかし，拒食症は敵であり，友達ではないということは厳しい真実なのです。拒食症を友好的でない存在としてみることは回復過程において本質的なことです。

　あなたが，彼女を治療期間通してずっと，さらにその後でも援助するということを彼女に保証することも重要です。

回復過程の始まり

　拒食症の人は全体の治療過程を非常に怖がります。それは，特に体重を増やすこと，そして自分の体重に関する全ての信念体系，また食べ物との関係に対して挑戦

していくことが含まれるからです。彼女は，回復に着手することについて，また自分のアイデンティティの一部になってしまっている病気を手放そうとすることについて両価的に感じています。彼女はまた，自分が低体重であること―おそらく危険なほど低体重でさえあることを認めるのは困難であると気づくでしょう。

　もしあなたが拒食症であるなら，あなたが信頼する，あなたを助けたいと思っている誰か身近な人―それは親，養育者，パートナーあるいは友達―に秘密を打ち明けることは，回復に向かう建設的な一歩です。さらに，あなたの問題を率直に話すことは，それらに立ち向かい，そして何が起こっているのかを，より離れた立場から見ることを援助します。あなたは女性の親友たちに，精神的な援助を与えるために家庭医のところまで自分に付き添ってくれるかどうか尋ねることができます。たぶん，彼女たちはあなたと一緒に行くことをとても幸せに思うしょう。それだけではなく，彼女たちはたぶん，あなたが回復過程を進むにつれて，とてもあなたを援助したがるでしょう。

早期に治療を求めなさい

　治療ができるだけ早く求められることは，回復過程にとって本質的なことです。特に飢餓状態が加速した若い子どもにとってはそうです。さらに，拒食症の初期の段階にある人は，速やかに，そしてかなり円滑に回復しやすいのです。病歴が4年以内の拒食症の人は，より集中的な治療を必要とします。しかし，治療が遅れるかもしれないということは不幸な事実です。これは，その人が，問題があることと自分が援助を必要としていることを認めるのにたいてい強く抵抗していることによります。ある人が4年以上拒食症にかかったら，状態はよりしっかりと凝り固まってしまい，そのため治療するのがより困難になります。これは，治療の時期が過ぎてしまったということを意味していません。治療がより集中的で長引くに違いないことを意味しているだけです。

治療同盟

　治療の間，あなたはあなたの食事に関する問題に向かって戦うのを全面的に支持する多くの専門家たちと共に仕事をするでしょう。あなたが同じ事柄に向かって必死に戦っているのであり，お互い戦い合っていないことを忘れないことは重要です。チームで仕事をするのは時々難しく見えるかもしれません。特に，あなたが困難なことを実行するように求められている時（そして，摂食障害が抵抗している時）に

はそうです。しかし，治療指針がそこにあるのは理由があるからであって，またあなたの回復を援助するために計画されたということを頭にとめておいて下さい。全ての専門家はチームの一部分として一緒に働き，そして治療があなたの要求に対して適切であるのを確実にするために，情報はお互い共有されます。例えば，作業療法士は，あなたの生活の質や生活技能を改善する方法を明らかにするのを援助するでしょう；栄養士は，食事に必要なものについての情報や栄養的指導を提供するでしょう；臨床心理士は，個人そして／あるいは集団でのカウンセリングと精神療法を提供するでしょう；専門看護師は実用的な援助（感情の探求，不健康な食行動で表現される衝動への対処，自己評価の確立のような）を提供するでしょう；精神科医はあなたの治療を監督し，必要なら投薬を行うでしょう。

あなたの感情への対処

治療の間，もしあなたが多くの不安を引き起こすような事柄について考えを述べようと努力するなら，あなたは治療からより多くのものを得るでしょう。そのような事柄を話し合うことができることは，自分の感情をより認識させることになるでしょう。しかし，その結果として生じる感情が圧倒するような，また不快なものであるかもしれないならば，チームはあなたがそれらをうまく対処できるように援助するでしょう。あなたは自分の感情について「指名看護師」（あるいはキーワーカー）に普段から話すことができるでしょう，しかし感情が浮上してきたどんな時でも，あなたは話すための時間を求めるように後押しされるでしょう。チームは，拒食症の人たちはしばしば自分たちは他の人たちの配慮に値すると思うことに苦労していること，また時間を求めることが難しいと気づいていることを認識しています。しかし，あなたがそれをなんとかすることができた時，それはもう一歩先へ進んだことになります。あなたは，自分が援助を必要としていることを認識しつつあり，そしてそれを得るために必要な技能を身につけつつあります。

拒食症の外来患者管理

かなり短い罹病期間の拒食症においては，あなたの家庭医はそれを実生活の中で管理しようとするかもしれません。もしそうであれば，家庭医は毎週を基準にあなたの体重を測るように看護師を割当て，栄養について助言をし，そしてあなたが何を食べるべきかの意見を与えるでしょう。看護師はまた，基本的な健康問題につい

てあなたを教育し、地域の拒食症自助グループを含む、適切な地域資源についての情報を提供してくれるかもしれません。後者は情報パックを提供しているかもしれませんし、毎月のニュースレターの配布や関連する本の貸し出しを行っているかもしれません。同じ問題を体験している（あるいは体験したことがある、また向こうの世界からあらわれた）人たちと話すことも、極めて有益です。

同時に、家庭医はあなたの抱えるどんな問題についても話すように励ますかもしれません。もしあなたがまだ体重を増やすことができないでいたり、あるいは同じ低体重に留まっていたりするならば、家庭医は専門サービスによる心理的治療へ紹介するでしょう。そのような治療の目的は、体重増加と健康的な食事摂取を促進し、健康への危険性と拒食症に関連した症状を軽減させ、そして心理的また身体的回復両方を可能にすることです。

地域メンタルヘルスチーム

より専門的な治療を利用することへの最初のステップは、あなたの担当家庭医があなたを地域社会メンタルヘルスチーム community mental health team（CMHT）へ紹介することです。これは、さまざまな問題を抱えた人たちに対応し、精神科医が責任者で、看護師、心理士、作業療法士、心理療法士を含むチームです。あなたは、たぶんあなたの地域において外来を基本とした枠組みに紹介されるでしょう、そしてあなたのケアを調整するキーワーカーを割り当てられるでしょう。もしあなたの困難さが改善しないのなら、あなたの地域サービスは、あなたがより多くの支援を、そして/あるいは、専門医のサービスの投入を必要としていると感じるかもしれません。そして外来治療のための専門医の摂食障害サービスに紹介されるかもしれません。

拒食症に対する専門医外来治療

拒食症の人たちの大半は、外来を基本として治療されています。これはデイケアや入院治療に比べ、個人の生活をあまり壊さないからです。外来治療は、この章の後半で概説されている心理的治療のうちのどれにもあてはまりますし、そして臨床心理士や専門看護師によって行われるかもしれません。

一旦、摂食障害ユニットがあなたの紹介を受けたなら、あなたは食事についての問題、そして経歴の点についても尋ねてくる外来チームメンバーによって評価が行われるでしょう。これらのことを話すことは難しく、そして人目にさらすことにな

るかもしれません。しかし、あなたの治療を計画するのに必要な情報なのです。心理学的な治療の間、あなたの進展具合はチェックされるでしょう、そして、もしあなたが明らかな改善を示していないのなら、あなたはたぶんデイケアあるいは入院治療へ紹介されるでしょう。重篤なやせの人を除いて、大半の人は、適切な外来治療がうまくいかなかった時、あるいは自殺企図が予想されるか著しい自傷があるときにのみ、入院治療あるいはデイケアが考慮されます。評価の時、もし、あなたが重篤な健康結果について中等度から高度の危険性があるとみなされるなら、入院治療があなたに対して考慮されるでしょう。

　もし、あなたが摂食障害ユニットへ紹介されるなら、あなたの家族あるいは世話人が容易に関われるように、自宅から一番近いユニットになるでしょう。これはまた、あなたが友達たちと、また同様に学校、大学あるいは職場と連絡を取り続けることができるようにするでしょう、そして一次と二次ケアサービス間の移行を容易にするでしょう。しかし、時々、あなたの助言者は国立の摂食障害センターの一つを提案するかもしれません。

治療原理

　摂食障害サービスにおける治療チームは、どの人も本質的な価値があり、また尊厳と敬意に値すると信じています。彼らは、患者それぞれは先へ進む可能性を持っていることを認識しているし、そしてそれが起こるように全力をつくすでしょう。しかしその人個人は変化を起こす責任を持っています。治療チームは、情報、意欲そして支持を提供しますが、変化は中からやって来なければなりません―あなたが良くなりたいと思わなければなりません。信頼関係があなたとチームとの間で生まれてくること、そして、それは治療の途中で直面している困難についてあなたが話すことを援助することが望まれます。いかなる情報も、家族や重要な他者を含めたり、共有したりすることは、あなたの同意のもとでしか行われないでしょう。

　このようなチームは、患者に対して機会平等の方針で運営しています。このことは、全ての患者は個別的に治療が行われるし、そして彼ら個人の違いは認識され、尊重されるということを確実にするのに役立ちます。治療は個人に合わせてつくられますが、治療がグループやデイケアあるいは入院施設で行われる場合、どのような摂食障害の治療設定においても一般的に共通した境界範囲と方針があることは必要です。あなたは、たぶんとても怖がるでしょう、そして摂食障害は、それが以前やっていたことを続けるために闘うでしょう。治療においては明白な期待がありま

8. 治療

す（1日3食食べるなど）。そしてこれらは，決断をして自分自身に食べる許可を与えなければならない時にやってくる不安をそこで取り除くためにあるのです。

デイケア治療

　もしあなたが専門医の治療へ紹介されるなら，あなたはデイケア患者として定期的にユニットに参加することを求められるでしょう。プログラムはそれぞれ異なりますが，参加者はたいてい週に4日から5日の参加を求められます。デイケア治療は一般的に包括的治療（個人，集団，家族），食事指導，教育，集団活動が計画されています。これには1回かそれ以上の公共の場での食事，また同様に買い物，食事準備の実地的指導がたぶんあるでしょう。スタッフは，あなたが食べ物とより健康的な関係を再び築くのを援助するために「正常」と考えられるような方法で食べるのを援助するでしょう。たとえば，あなたは調味料を使いすぎて食べ物を「だめにする」ことや，食べ物を小さく切り刻むことをやめさせられるでしょう。

　デイケア管理は入院治療の代わりになる有益なものですが，ある人たちは病院にいた後に再び自宅で時間を過ごすのに慣れるために，入院滞在の後にデイケア治療を受けています。入院患者として全ての食事を食べなければならないことから移行することは，その後自宅にいて自分で再び食事を取らなければならないことになりますが，しばしば人々を非常に不安にさせます。地域社会に戻り溶け込んでいく過程は，あなたが想像するより困難になりやすいのです。そしてデイケアはあなたの担当看護師，仲間集団，あなたが選んだ自助グループ，あなたが住んでいる地域社会からの特別な援助と支持を提供することができます。

　不運なことに，全ての人がデイケアプログラムの治療を受けられるわけではありません。ある人たちは入院ユニットでのより集中的な治療を必要とするかもしれませんし，またある人たちは，もしその地域にデイケアがなければ，うまくいかなかった外来治療に続いて入院患者として入院するかもしれません。

入院治療

　入院治療は次に挙げる状況で考慮されることが多いです：

- もしあなたのBMIが13.5以下の場合；
- もしあなたの体重減少がかなり早い場合；

- もしあなたの身体状態が良くない場合；
- もしあなたの思考過程が非常に硬直してしまった場合；
- もしあなたが拒食症に加えて健康状態の問題を抱えている場合—例，糖尿病；
- もしさらなる心理的側面の問題がある場合—例，うつ病，自傷，過量服薬，強迫性障害，過食行動．

　摂食障害ユニットにおける集中的治療は，一般的に数ヵ月続くでしょう．それは重症例にのみ適用されます．なぜなら，その治療は人が「病気であること」とより強く結びつける原因となり，そして彼女のコントロール感覚を少なくしてしまいかねないからです．コントロールが効かない感覚は拒食症の人たちにとって恐ろしいことであり，そして彼女たちは食べ物摂取をさらに制限することによってコントロール感覚を取り戻すことを求めています．結果として，その人はいっそう断固として治療に抵抗するようになるかもしれません．あるいは退院後もう一度体重を減らすかもしれません．

入院鼻腔栄養
　もし，あなたの体重が危険なほど少ない時に，あなたが普通の食事を食べるのを拒否するなら，そのユニットのスタッフは決断を求められる行動を取らなければなりません．そして血管から，あるいは鼻を通って胃までのチューブから栄養しなければなりません．あなたは普通の食事に戻るのを励まされ続けるでしょう，そしてそれは，あなたが再び食べるのに慣れさせるような，少な目の，規則正しい食事の形で．
　もしあなたが，食べるのを拒否しているか，あなたの胃に鼻腔チューブを留置するのを拒否しているなら，チームは精神保健法 Mental Health Act に基づく強制治療をあなたに課すかもしれません（訳注：日本では精神保健福祉法に基づいて非自発的入院治療が行われる場合がある）．その個人とチームとの間の治療同盟が重要であるため，そして病気を倒すために良くなりたいとその人が思うことが必要であるため，これは最後の手段としてのみ考えられるでしょう．しかし，身体的障害の危険性（そして死さえも）が著しいときは，これ以上の交渉のための時間はありません．人々が重篤に悪い状態で低栄養であるときは，彼女たちは，身体的状態が監視できる病棟で再栄養するために内科病院へ送られるかもしれません．彼女たちはその後，そうするのが安全な時にでありますが，心理学的治療を契約するために，

摂食障害サービスへ戻ってきます。

目標体重

　治療の間，治療チームは目標体重を設定するでしょう。これがどのようになされるのかの詳細について 80 ページを見てください。女性は，ほとんどの場合，この体重で正常に機能します。ホルモン水準は正常に戻り，月経も再開します。この体重より低い場合，彼女の体は正常に機能しないかもしれません。男性の目標体重は，彼の年齢，性，身長にとっての平均体重に設定されるでしょう，しかし少年は体脂肪の割合がより低いです。イギリス保健・臨床先端研究所 National Institute of Clinical Excellence（NICE）は入院設定では週に 0.5～1kg の体重増加，外来設定では週に 0.5kg の体重増加を勧めています。

　あなたは，数日後には，毎週着実に 1kg ずつ増やすことができるまで，カロリー摂取を少しずつ増やしていくことが期待されるでしょう。体重が増加すれば，あなたは，代謝が早くなり，倦怠感がずっと少なく感じるのを気づくはずです。あなたはたぶん，あなたが消費したカロリー量にとらわれないように，そして嘔吐や過剰な運動によりカロリーを消費する時間がないように，食後はスタッフと仲間集団によって注意が向けられ，支持され続けるでしょう。

　拒食症の多くの人は，与えられた目標体重に到達する必要があることを受け入れることができません。実際，彼女たちは，既に彼女らが知っている最もやせた人よりも軽い目標体重を決めてしまっています。彼女たちが到達するのを期待されている体重について話されると，彼女たちはパニックと恐怖に陥り，そしてスタッフチームに対して戦う原因となります。しかし，チームは堅固な治療の枠組みを維持することの重要性を理解していますし，またゴールポストをどのように移動することも，誰かが体重増加の見通しについて理解することをより困難にしてしまうことになることを理解しています。

　しばしば，拒食症の人たちは，彼女たちの目標体重のちょっと下回る体重を維持しようとするでしょう；しかし，回復は目標体重に到達することなしには不可能です。心理学的に，目標体重は到達することがとても困難です，というのはある人たちは，自分たちは身体的進展があったので，いまや「良くなっている」と他の人たちが思うだろうと信じているからです。しかし，チームはこの時点でもまだやるべき作業がたくさんあることを認識しています。そして一旦目標体重に到達したなら，

強調される点は,体重よりむしろ根底に存在する問題に取り組むことへと移されます。

治療アプローチ

摂食障害サービスによって提供される心理学的介入は,どのように思考,感情,行動が全てお互いに関係し影響しあっているかに焦点付けている一つのモデルの枠組みの中に存在します。この枠組みはそれぞれの個人に対し,彼女たちがどのように感じそして行動するかについての変化をもたらすために,彼女たちがどのように考えるかを確認し変化させるのを促します。治療は集団と個人の両方を基本として提供されます。個人療法のはじめには,治療者は,どんな要因があなたの困難に寄与しているのかを理解し,そして個人的な「定式化」あるいは何が進行しているのかの考えを作り上げるという作業をあなたと一緒に行うでしょう。この定式化は治療を計画するのに,そして目標を明らかにするのに利用されます。

もっと正確に言えば,あなたが提供されるかもしれない治療介入は,治療意欲向上作業,精神力動的治療,弁証法的行動療法(DBT),「標準」認知行動療法(CBT),スキーマに焦点付けられたCBT,が含まれます。これらの精神療法は個人あるいは集団を基本として,そして入院,デイケア,外来の設定で行われます。

治療意欲向上作業

治療意欲向上作業は,拒食症の人たちと作業をする時,彼女たちの症状への執着と,症状を手放すのを渋ることが伴いますが,不可欠なものです。治療チームは,拒食症があなたのためにもたらしてきた機能と,なぜ行動を使うのをとめることが困難なのかを見るためにあなたと一緒に作業をしていくでしょう。これがたいてい治療の出発点である間,治療意欲の浮動する性質が伴うのですが,それは治療の期間を通して修正されます。

精神力動的治療

精神療法のこの型は,あなたの摂食障害の根底に存在する情緒的な問題の詳細に探求する機会を提供します。それは,あなたの過去と現在両方の関係性がどのようにあなたの現在の状況に寄与しているかに焦点付けるでしょう,そしてあなたが治療の間築いてきた関係性(他の患者さんと,あるいはあなたのケアに含まれる専門

家との）が，問題を持ち続けてきた他の関係性をどのように反映しているのかを探求するのを援助するでしょう．精神力動的治療の目的は，あなたが過去と現在との間をつなげるのを援助することです．それはあなたがあなたの関係性の中で演じてきた部分を理解するのを援助するためであり，またあなたの行動に対する洞察を得たり，あなたが変えたいと思うところを特定したりするのを可能にするためです．これは集団あるいは個人の設定で行われます．

弁証法的行動療法

DBTは行動療法の基本的治療方法と東洋のマインドフルネスの実践を組み合わせたものです．これは，当初は，慢性的に自殺企図を行う人に対して作り出されたものでありましたが，むちゃ食い，他の衝動的な行動，人格障害に対して発展しました．DBTは，食行動の契機と持続因子が情動の調節の困難さである場合には，最も適しています．特に有用である構成要素は，マインドフルネス（現在の瞬間において起こっている思考と行動を意識すること），苦痛に耐えること，そして情動調節です．

家族療法

家族療法は治療のもうひとつの構成要素です．また入院，デイケア，外来を基本として行われます．それは，この障害の存在が3年以内である時，また子どもを治療する時に特に有効です．家族療法はしばしば，マジックミラーのある部屋で行われ，そこではもう一つの治療チームがそのセッションを観察することができます．このことは，2人の治療者が複雑な家族力動をより明確に，そして異なった視点から見ることができることを意味します．そして，彼らはどのようにしてより効果的に問題部分に取り組むかを，家族と共に考えだすことができます．家族のみんなが関わり，そして自分たちにとって事態がどうなっているのかを言う機会でもあります－家族内のどんな問題も表に出すために．家族のみんながお互いどのように影響しあっているのか，そしてこれが拒食症とどのように関係しているのかを見ることは有用な方法です．不運なことに，疑いは家族療法の見通しをしばしば覆い隠してしまいます．そして，家族のみんなは，自分たちが問題の根本的原因であるとして見られていると，誤って仮定してしまいます．家族の問題が拒食症に寄与していて，回復をより困難にさせているならば，家族の問題が開かれて話し合われることは，疑いなく有益です．しかし，治療者は，この状況が養育の不良あるいは家族内の困

難によって引き起こされることはまれであることは認識しています。

　家族療法はまた，あなたの家族が回復過程の間，あなたを支持するように援助することができます。家族みんなは食事時間などあなたと一緒にいるかもしれません。だから，彼らは支援するのに最適な場所にいるのです。家族が拒食症の人に対する食事とケアの作業において一つにまとまったら，再発の可能性がとても低くなります。パートナーや支持的な親友のような，いかなる種類の献身的な関係性にある人たちは，家族療法に参加するよう招かれます。

標準認知行動療法

　この治療アプローチは，摂食行動と食事，体型，体重に関する信念との不健康なつながりを同定することが含まれ，そして行動上の試みを実施し，思考パターンに直面させることを通してこれらの信念に挑戦するのです。それはあなたが，ある思考パターンがあなたの生活において起こっている出来事の歪んだ像を提供していること，そしてその結果不安，抑うつ，怒りが高まっていることを認識するのを援助します。CBTセッションの間，あなたは，あなたの全体の信念体系，これはたいてい事実でなく感覚に基づいているのですが，の基礎を形成している「真実」を同定するために一緒に作業するでしょう。例えば，あなたは，自分は体重が多すぎる，現在の形ではかわいらしくない，みんな嫌な思いでじろじろ見つめる，と直感で感じるかもしれません。これらの自滅的な思考は，たいてい自動的であり，そして決して探求されたり挑戦されたりすることはなかったかもしれません。CBTは，あなたが，あなたの信念に対する証拠を評価するのを促します。治療者は，あなたが現実のことにあなたの生活の基礎を置くことができるように，あなたの信念を再評価するのを援助します。

　CBTは，摂食障害へと駆り立てている仮説を検証し続けるために，治療セッション外で宿題の課題を行うことを含みます。例えば，ある人はチョコレート1個を食べると5kg体重が増えると考えるため，チョコレートを食べるのを避けているかもしれません。もし彼女たちが，実際にチョコレートを食べることができ，そして彼女たちがすることを他には何も変えないならば，彼女たちは，チョコレート1個は5kgの体重増加には十分でないことを知ることになるでしょう。加えて，CBTは，食べ物と食事，体重と体型についてあなたに教育すること，そしてダイエットに関する多くの神話を取り除くことを目的としています。それはあなたが，拒食症的行動の契機となる可能性のあることがらを認識し扱うことができるように援助す

るでしょうし，そしてもし少し悪い方へ滑り落ちて行ったなら，どのようにして元の道に戻るのかをあなたに指し示すでしょう．

スキーマに焦点付けられた認知行動療法
　このアプローチは本質的に従来のCBTと類似しています．しかし，食事，体型，体重に関する信念よりもむしろ，その人個人の早期の経験（欠点，失敗としての自己についての経験）にしばしば関連した思考のより複雑な水準を扱うことを含んでいます．スキーマに焦点付けられた認知行動療法は，人格障害を含む，より複雑で同時に起こる状態を持つ患者にとって最も適する傾向があります．

抗うつ薬
　彼女たちが治療を受けているか，あるいは自分自身を助けようとしているかに関わらず，抗うつ薬は多くの拒食症の人たちに利益となります．抗うつ薬は，むちゃ食いあるいは自分の外見についてこだわっている人たちが，強さと頻度をはるかに少なくすることを可能にします．しかし，抗うつ薬はこれらの行動を完全に止めることはできません．また拒食症の治療として，抗うつ薬自体が有効でもありえません—精神療法，カウンセリングそして再栄養も要求されます．
　現在，拒食症の人たちに処方される薬は，
- イミプラミン，デシプラミン，アミトリプチリンのような三環系抗うつ薬
- フェネルジンのようなモノアミン酸化阻害薬
- フルオキセチン，フルボキサミンのような選択的セロトニン再取り込み阻害薬（SSRI）．

　今日，SSRIはたいてい拒食症に対する第一選択薬です．もしある抗うつ薬が効果がなかったなら，あなたの担当医あるいは精神科医はもう一つの薬を処方するでしょう．
　あなたの担当医あるいは精神科医が抗うつ薬を勧めた場合，彼女あるいは彼は副作用について話すでしょう．なぜなら，多くの拒食症の人たちは，心臓と他の重要な臓器への血液の供給が弱まっているため，これらの薬の副作用は強くなりかねないからです．もし抗うつ薬が決定されたら，心機能はECG（心電図）により定期的に測定されるべきです．

集団療法

　あなたがデイケアあるいは入院している間，グループセッションに参加することは，あなたが入院目標に到達するのを援助することができます。いくつかのグループは，絵画，カード作成，あるいはコンピュータ技術のような活動が中心です。一方他のグループは感覚に焦点を当てています。集団状況で話すことは，不安を引き起こしかねません。しかしこれはグループの中で，そして指名看護師と共にやり遂げられます。自己主張的であること，そしてあなたが言いたいことをちゃんと言うことを学ぶことは，あなたの関係性とあなたの生活の全ての領域に，特にあなたがこのユニットから出た後に，利益をもたらすでしょう。あるグループはあなたの治療の初期から参加することができます。しかし，他のグループは後の段階においてより適切です。すなわち，あなたが目標体重に到達し，健康的な水準に体重を維持し始めるときです。

　個人の入院あるいはデイケアユニットのプログラムは，それぞれ異なるかもしれませんが，次に挙げるテーマのいくつかを中心としたグループを含むことが多いです。

生活技能

　このグループは，その中であなたが自分自身を表現し，そしてあなたが自分の体重を維持することと関連付けているあらゆる実践上の困難を探求することが自由にできるような安全な環境を提供します。それは，あなたが安全な体重を維持するのを援助するようなさまざまな対処方法と生活技能を学びながらです。

　これらの生活技能は次に挙げるものを含む：

- 目標設定
- 時間管理
- 余暇計画
- 金銭管理
- 援助システム
- 福祉の権利
- ストレス管理
- 退院計画

食事調理法
　このタイプのグループの目的は，安全な体重を維持することができるような適切な食事をあなたが準備することができるようにすることです。このグループでは，あなたは自分で食事を計画し，材料を買い物に行き，食事を準備しそして最後はそれを食べることを行うでしょう。これらの課題はチームメンバーの支持と励ましで行われます。加えて，グループは，その中で情緒的あるいは実際的問題についてあなたが気になること感じることを表現することができるような，支持グループとして機能しています。

「創造的」そして「ライフスタイル」
　このグループは，創造的そしてライフスタイルの活動に交互に焦点を当てています。創造的の方の選択肢は，あなたが楽しさを見出すような自己決定的な創造的活動（刺繍と工芸のような）にあなたが参加するようにします。あなたの達成とグループからの肯定的なフィードバックの結果として，あなたの自己評価は改善し，あなたの生活の質も高められるでしょう。
　グループが，筆記や言葉による練習あるいは創造的な練習のようなライフスタイルの活動を行う場合には，仲間の支持とフィードバックは，肯定的なライフスタイルを持つためにあなたの意欲を向上させることができます。

芸術療法
　芸術療法のグループでは，あなたは芸術作品を通して，できる限り自由にあなたの考えと感情を表現することを励まされるでしょう。技術や経験は全く求められません。重要な点は，すばらしい絵画を作成することではなく，言葉で言うことが困難なある感情を表現するのを可能にすることです。それはまた，言葉より深く埋められた感情や，あなたが気付いてさえいないかもしれない感情に，あなたが触れるのを援助するでしょう。塗ったり描いたりする時間が終わったら，グループメンバーは自分たちの芸術作品を理解するためお互いを助け合うでしょう。あなたの情動についての理解を提供するようなニュアンスがその中にあるかもしれません。

サイコドラマ
　あなたはサイコドラマグループに参加するように招かれるかもしれません。セッションの間，問題のある関係性あるいは体重に関連した困難な感覚といったような，

選択された問題領域において作業をするために，一人の患者が選ばれます。グループの他の患者は，重要な役割一例えば，パートナー，親，上司，について話すことにより援助します。彼女たちは，彼女自身の患者の役さえ演じるかもしれません。セッションの間ずっと，いろいろな場面が演じられます。そしてグループが彼女たちの考えと印象を個人と共有する結果となります。個人にとって，他人が同じ感覚と恐れを共有していると知ることは，助けになります；演じられた筋書きになりきることは，他のグループメンバーにとっても有益です。再び，あなたは変化を促すことができるあなた自身についての理解を得ます。

集団精神療法

ここでは，あなたはどんな問題のある感覚や体験も，他の人たちと共有し探求するために，グループの中に持ち込むことも奨励されます。安全で，信頼できる空間が造り出されますが，その中であなたがあなたと仲間の患者との間の関係性を検討することができます。

怒りの対処

障害された食行動は，困難な情動を抑制するのに役立ちます。そのため，それらの行動がもはや使われなくなっている時，情動は戻ってきます。このグループは患者が怒りをより効果的に表現し，取り扱うことを援助します。

身体認識

一旦，あなたが目標体重に到達したならば，あなたは身体認識グループに参加するかもしません。このグループの目的はあなたの身体への認識を高めること，そしてあなたが健康な体重にある時，あなたの身体についての現在の知覚を探求することです。私たちが自分の体，性的特質，外部の圧力，女性についてのメディアによる描写についての感じ方に対して何が影響を及ぼすのか，というような話題が網羅されます。

運動

多くのユニットは運動グループを行っていて，そのグループの中で，健康，フィットネス，運動の理論について話し合われます。理論の話し合いの後，身体的運動とグループ活動が，適度な強度で実施されます。時折のボールゲームと少しのウォ

ーキング，あるいは水泳は，あなたの増加したカロリー摂取から得られた良い結果を取り消すことはないでしょう。あなたが求められた量の体重を増やしている限りは，少しの運動は害にはなりません。実際，患者が運動との健康的な関係を再び築くことは，特にもし彼女たちが過去に，食べることの帳尻合わせとして運動を使ってきたならば，重要です。

損害減少入院ケア

　時々，人々は，自分がまだ回復の過程に取り組む用意ができていないと感じますが，生活の中でより少し変化したいと望みます。損害減少プログラムは，拒食症があなたを抑制したり悲しくさせたりするやり方のような，あなたの拒食症のある側面をあなたが取り上げることを援助するのを目的としています。それはあなたの拒食症を克服することについてではなく，拒食症をより耐えやすいものにし，そしてあなたの生活の質を向上させることについてなのです。

　もしあなたが，その時点で短期間の滞在が自分にとって適切と決めるなら，外来看護師は，あなたの入院の目標，食事，滞在期間そしてあなたが参加するグループについて決めるために，あなたと一緒に作業を進めるでしょう。あなたがユニットに来る前に，あなたが作業を行いたい問題と滞在期間は決められているでしょう。

　損害減少治療は，普通数週間の短い入院を必要とします。あなたの入院した最初の週は評価期間であるでしょう。その間，あなたはチームのスタッフ全員と会い，そして短期滞在ケアが，特にこの時期に―ある人は後により良く反応するかもしれませんが，あなたにとって最善であるのかどうかについて共同で決定するでしょう。もしあなたが入院に同意するなら，チームの援助と共にあなたの入院計画は完成されるでしょう。その後，あなたのケアは，毎週を基本として，たいてい病棟回診（あなたのケアに関わるチームメンバーのミーティング）の間に，見直されるでしょう。もしあなたが，話し合いたい特別な問題があるなら，あなたが覚えておき，不安を軽減するのを援助するために，前もってそれらを書き留めておくことが最も良いかもしれません。

　あなたが退院になるとき，あなたのケアに関わった人たち全てが，あなたと一緒になってあなたが到達したものを見るでしょう。あなたの意見とともに，あなたが継続して必要とするものは話し合われるでしょう，そして，その必要とするものに見合った計画はまとめられます。

短期滞在入院計画

案内によって，あなたはあなたの問題の領域を改善することに焦点を当てた目標を設定するでしょう．例えば，次に挙げることをどのようにしたら良いか学びたいと思うかもしれません：

- 脂肪を含めた，全ての主要な食品群でつくった規則的な食事を食べる；
- 食べ物を買って，そして準備する；
- 儀式を行ったり，一人で食べたりするような，食べ物をめぐる不健康な行動を減らす；
- 少し体重を増やし，そしてそれをどのように維持するかを学ぶ．

もし体重増加があなたの入院計画の一部ではない場合，あなたは現在の「一時的な体重」を維持することを期待されるでしょう．ユニットに入院する前に，あなたはこのことについて，チームの栄養士とリエゾン看護師と話し合うことができます．

もしあなたがアルコールを乱用し，社会的に孤立したりなどしているなら，チームは，それについて問題を少なくするようにあなたを援助するのを目的とするでしょう．しかし，食べ物と体重の問題は第一の心配事でしょう．

子どもの入院治療

重症の拒食症である12歳以下の子どもの入院治療は，まず第一に，病院の小児科病棟で行われるかもしれません．子どもは，症状を安定させるため，数日間，水分補給（生理食塩水点滴による），血管内栄養（静脈に挿入された管を通して）が必要となるかもしれません．しかし，ここでは彼女の心理的問題に対する治療は何も行われないでしょう．そして看護スタッフも拒食症のケアに対して教育されていません．それゆえ，スタッフが拒食症の治療経験を多くもつ専門摂食障害ユニットに，彼女は速やかに紹介されることが望まれます．

教育の必要性

子どもが入院ケアを受けるべきかどうかを評価する際に，彼女の教育的そして社会的必要性は，例えば，重篤なるいそうの場合のように，治療における緊急性に対

する必要性と比較考慮されます．学校は特に重要であり，数ヵ月学校を休むことは，クラスの残りのみんなに遅れをとる原因となってしまいます．さらに，学校を休むことはしばしば，うまくやりたいと求めがちな子どものように，拒食症の子どもにとって悩みとなります．しかし，あるケースでは，子どもの健康と幸福についての危険性については優先されなければなりません．そして，彼女は入院治療のために入院しなければなりません．子どもの教師は，そのユニットにおいて学習するだけの，ある程度の量の学業を彼女に提供することができるべきです．

拒食症の男性

1. 拒食症の定義で論じたように，男性は拒食症（あるいは過食症）になりえます．しかし実際非常に少ない数しか治療を受けません．このことは，専門家たちが，男性の食べ物に関する問題を見つけ出し，診断を下すことをしそうになく，そして食事に関する問題を他の原因のせいにしてしまうためと考えられています．もう一つの障壁は，男性は，自分が摂食障害であると認識することや，助けを求めるのをしたがらないことです．これは，たぶん，罹患者が拒食症に関して感じる汚名や恥によるものでしょう．男性はまた，全般的に，情緒的問題に対して助けを求めることをしたがりません．

拒食症あるいは過食症の男性にとって，症状は，これらの疾患にかかっている女性によって経験されている症状としばしば類似しています．しかし，いくつかの違いがあります．例えば，男性は女性に比べ，下剤の不正使用や自己誘発性嘔吐が少ない傾向があり，また食事の効果を打ち消すために，より過剰な運動をする傾向があります．また，男性は，自分のボディイメージについて否定的に感じるのに反応して，食べ物を制限する代わりにむちゃ食いをしやすい傾向にあると考えられています．研究では，体重，体型，ボディイメージは男性でも重要であると示しています．ある調査では，質問を受けた少年の3分の1は，自分は体重を減らす必要があり，平均4回ダイエットしたことがあると述べていました．

もしあなたが，自分は拒食症にかかっていると思っている男性であれば，助けを求めることは重要です．治療への道は，上で概説したのと同じであり，また同じ治療選択肢をあなたは利用できます．もしあなたが，デイケアあるいは入院治療を受けるなら，あなたは似たような問題を経験している少女そして女性のそばで治療を受けることにたぶんなるでしょう．女性が大半の環境（仲間とスタッフ両方）の中で唯一の男性になることは理想的ではありません．しかし，低体重であれば，男性

と女性は相違点よりも類似点のほうがより多くなります。それゆえ，摂食障害の男性は同じ問題に直面し，そして摂食障害の女性と同じ治療から依然利益を得るでしょう。

9. あなた自身を援助すること

　拒食症が認識されるのが早ければ早いほど，治療と回復が成功する可能性はより大きくなります。認識の遅れは，疾患がより重篤に，根深くなる原因となります。そして回復が困難になり，また長引く原因にもなります。しばしば，最も困難な部分は，この問題と，あなたが援助を必要としているという認識を受け入れることです。拒食症は長年，あなたの生活の一部であり続けているかもしれませんが，たった今，それについてどんなことでもすることについて考えることができるのです。拒食症の人たちは，何かが具合悪いということを受け入れることに特に反対します。しかし，人を強制して治療を受けさせることはめったにうまくいきません－あなたはよくなりたいと望まなければなりません。

　あなたがこの本を読んでいるという事実は，あなたは少なくとも，自分の食事のパターンとライフスタイルを変えることを熟慮しているけれども，これに取り組む用意ができているかどうかについてまだ決めかねているということを示しています。回復過程は，たぶんあなたがこれまで取り組んできた中で最も困難な作業であり，そして良くなる前に，ことはさらに悪くなるかもしれません。同時に，時折の再発が起ころうが起こるまいがいずれにしろ，それはあなたが人生の中で行った最も良いことであるでしょう。あなたが新しい冒険を始める前に，これらの重要なステップに従ってみて下さい：

- 変化するために始める「正しい」時はないようです。だからすぐに始めると約束して下さい。そしてそれを守って下さい，どんなことがあっても！あなたが恐怖を感じ，そしていつものパターンに陥ることを考える時はいつでも，あなたの拒食症はもはやあなたを支配しないだろうと自分に言い聞かせて下さい－あなた自身が再び責任者になるでしょう。
- あなたが問題から解放される時には，こういう結果になりたいと思うような，現実的な精神面のイメージを作って下さい。拒食症が邪魔する前に，あなたが生活をどのようにしたいと思ったか？今や，その道にどのようにして乗るのか，そしてどのように近い将来に自分自身がそうしているのを見るのかを思い描いて下さい。
- 今や，あなたがどのようにありたいのかを思い描いて下さい。どんな特質と特性をあなたは示したいのでしょうか？そのようにあなた自身を見ることができるた

めに，できる限り努力して下さい。
- 日記をつけることは非常に有用です。というのは，あなたは，自分がまさに学ぼうとしている技術についてのあなたの使用状況を記録することが必要だからです。新しいノートを使って下さい。そしてもしあなたが持っていないのなら，今日一冊買って下さい。そのノートが一杯になるまでに，あなたは回復への長い道のりの途中にいるでしょう。

この助言に従う前に，この章を全部通読して下さい。そして，あなたは思い出させるものが必要であるときはいつでも，それに戻ることができます。もし何かが計画通りにいかない場合，自分が失敗したと感じて全ての過程を諦めるのを考えないで下さい。あなたは途中で間違いを非常に起こしやすいでしょう，というのは，あなたの拒食症は，その支配力の獰猛さを諦めようとはしないからです。もしこれが起こるなら，あなたの回復プログラムに戻って下さい。そして，それぞれの小さな成功に焦点を当てて下さい。拒食症の人たちはしばしば，自分の生活のあらゆる領域で完璧さを目指して励みます，そして回復に対しても同様です。しかし，「完璧な」回復のようなものはありません。必ず，後戻りや時折の再発があるでしょう。しかし，これらは方向転換できますし，また成長のための苦い経験として考えられます。

もしあなたが，この助言に従う時に実際困難があるなら，あなたは，それぞれの過程を通してよく気を配ってあなたを導くような熟練した治療者を受診することから利益を得るかもしれません。

誰が利益を得ることができないかもしれないのか

この本の中の自らを援助するための助言は，次に挙げる種類の人たちに対しては，たぶん適切ではないでしょう：

- ひどく障害された食習慣のパターンに固定されている人たち。もしあなたが，変化しようと試みることを望んでいるのなら，あなたはこの種類には該当しません。
- 完全に孤立している人たち。拒食症に対して優位を得るために，孤立して生活している人たちは，たぶん定期的な受診が可能な治療者からの支持が必要となるで

しょう。
- 非常に低体重の人たち。重篤な低栄養状態の人は，真っ先に専門家の治療を求めるべきです。
- あまりにも抑うつ的のため，変化を試みる意欲がでない人たち。そのような人たちは，あなたの担当医を受診するべきです。後になって，このプログラムに従うことができるかもしれません。
- 拒食症がより大きな問題の一部分にしか過ぎないような人たち。これは，自傷行為あるいは重篤な対人関係の問題を抱えている人たちを含みます。
- 拒食症と，糖尿病のように食事と関係した身体的状態をもつ人たち。そのような人たちは専門家の援助を求めるべきです。
- 妊娠している女性。医学的援助がまず最初に求められるべきです。

　もしあなたが，上の種類の中の一つに当てはまるなら，あなたはあなたの担当医に話すべきです。担当医はあなたを治療する，あるいは地域の専門ケアについて助言する適切な人物です。他の全ての人にとっては，スタート地点として，そしてもし必要なら，あなたが専門家の治療へと移ることができる何かとして，この本のプログラムを見ることを試みて下さい。あなたが過去にそのような治療を受けたことがあるか否かに関わらず，専門家の治療はいつも一つの選択肢です。

あなたの回復プログラム

始めること
　あなたの回復プログラムの最初の段階は，あなたが今どこにいるのかを，正確に明らかにすることです。あなたの生活を正直に見てみて下さい。そして次に挙げる点を読み，あなたの新しいノートにあなたの考えを書いて下さい。完全に正直に書いて下さい。あなたの現在の状況を直視することは回復プログラムの本質的な部分です。あなたの拒食症は，あなたの生活において何か不愉快なことを扱う一つの手段として発症してしまった可能性が高いのです。人々が拒食症を経験する経過がそれぞれ異なるように，拒食症の背景にある理由もそれぞれ異なります。

- 最初の時点で，あなたが体重を減らそうと試みることを駆り立てたのは何か思い出してみて下さい。これは全ての拒食症罹患者で異なり，低い自己評価のため，あるいはあなたの生活の他の面をコントロールできないと感じたためである可能

性があります；それは困難な感情を抑制する方法かもしれませんし，あるいは自分は良いことに値しないと感じるからかもしれません。拒食症があなたにとって何を意味するのかを考えてみて下さい。
- もしあなたがむちゃ食いをするなら，あなたにそうすることを強要するのは何ですか？あなたは，むちゃ食いの前に，やっている間に，そして終わった後に，正確にどう感じていますか？もしあなたが排出しているなら，それであなたはどう感じるかを正確に表してみて下さい。完全に正直であるように努めて下さい。
- あなたが最も食べ物と奮闘するのはいったいいつなのかを考えて下さい。それはあなたが，ある人たちと，あるいはある状況で，あることを感じた時ですか？
- もしあなたが，自分の体重と体型についてとても不安に感じているなら，何がそのきっかけであったか思い出してみて下さい。あなたはある種の外傷を経験したのですか？あなたは，自分の家族にこの外傷について話すことができないと感じたのですか？あなたは学校で，あなたの外見についてからかわれたのですか？一つの特別な批評が傷つけたのですか？

拒食症とともに生活することに対する賛否両論をみること

たとえ，もしあなたが自分の食行動を変えようと決心したとしても，一気に変わることについてあなたは入り混じった感情をまだ持っていることが多いのです。あなたの思考を整理し，状況をよりはっきりとみることを援助するために，あなたは次にあげることが有用であることを見出すでしょう：
- 拒食症によって得られる利点の一覧を作成して下さい。
- あなたがそれを終えた後，不利な点の一覧を作成して下さい。

もしあなたが，完全に正直であるなら，この時点で，もし利点が不利な点より勝っていても驚かないで下さい。もしそうでなかったら，今より以前に拒食症を手放すことができていたでしょう。あなたの拒食症がずっと良い友達であるかもしれないーしかしそれはあなたに何の平和ももたらそうとしない友達であり，そしてあなたの生活に多くの損害を与えた友達です。あなたの拒食症が，あなたが困難な感情や状況に直面するのからあなたを守ってくれていたかもしれないけれども，それはあなたの職業経歴，対人関係，友人関係において身体的そして心理的にあなたの健康を害してきた可能性が高いのです。

数年先を見て下さい

あなたの生活が拒食症なしではどうなるのかについて考えることは難しいでしょう。特に，もし拒食症が長い間あなたの同一性の一部分であり続けている場合はそうです。そしてまた，拒食症が一旦去ってしまったなら何が残るのかについて考えることはとてもおそろしいでしょう。あなたは良くない状況を通して，そして拒食症と一緒にいる子どものような状態において青年期を逃してしまったかもしれません。そのため，同一性としての拒食症なしで大人になるという考えは，想像することが非常に困難であるでしょう。一つの方法は，友達と会い，現在自分の生活がどのようであるのか，そして拒食症とともに何を今までしてきたのか，どこに今までいたのかを説明することを想像することです。5年の期間の後にその同じ友達と会うことを想像して下さい。そして事態はいまだ同じままであり，食べ物と体重と体型はまだ自分の生活を支配していると言うことができるだけであると想像して下さい。

いまや，5年後に，あなたが同じ友達に会って，今あなたが送っている楽しく，健康で，満足している生活について話しているのを想像して下さい。その時点であなたが奮闘しているどんな問題も解決され，あるいは満足できる対処法を見つけ出しています。あなたが自分の時間，対人関係，過去に対する見方をどのように使うのか，詳細に記述することを想像して下さい。

いかに拒食症があなたを連れ戻しつつあり，そしてそうし続けるだろうということをあなたが認識するのは，しばしば，あなたが数年先を計画し，またあなたがどれだけ失ってきたかを考えるまさにその時です。先を見ることは，変化するためのあなたの決心を強固にするでしょう。

体重増加

拒食症からあなたの生活を取り戻すための最初の段階は，身体的健康を促進させるため，体重増加の管理を始めることです。これは，拒食症があなたの身体に対して与えた損害のいくつかを修復するだけでなく，あなたの集中力，気分，睡眠を改善させるでしょう。体重増加は援助なしに行うことは困難です，なぜなら，もしあなたが専門家の治療を受けているならば，あなたは，体重増加が徐々になるように調整するのを援助するような個人に合った計画を与えられるでしょう。しかし，この項はあなたが始めるために一般的原則のいくつかを含んでいます。

推奨される体重

あなたの体重が健康的か否かを決めるために，医師と栄養士は body mass index（BMI）を使用します。BMI は次のような数式を用いることで計算されます：体重（kg）を身長（m）の 2 乗で割る。もしあなたがインターネットに接続しているなら，いくつかのウェブサイトはあなたのためにその数式を計算してくれます。（例えば< www.nhsdirect.nhs.uk/magazine/interactive/bmi/index.aspex >あるいは< www.cdc.gov/nccdphp/dnpa/bmi/index.htm >）

15 歳以下の若い人たちに対する BMI の範囲は，男性に対する範囲と同様に（身体構成の違いによる）異なっています。

このようにして得られたあなたの BMI はあなたの体重と体型の客観的な指標を提供します。たとえあなたが，非常に体重が多すぎると感じるかもしれないにしても，もしあなたの BMI が 17.5 以下であれば，それは拒食症の範囲にあります。もしあなたの BMI が 13.5 以下ならば，あなたは重篤な低栄養状態であり，あなたが病院での治療を受けることができるようにあなたの担当医を受診するべきです。

あなたが正常体重に対して恐怖を持っているので，あなたが自分の目標あるいは達成目標体重を計算することは，情緒的に不可能です。それゆえ，補遺にある表を用いながら，私たちはそれをあなたのために計算してくれる早見表を提示するでしょう。

最初に，あなたの病気が始まった時にあなたは何歳だったかを思い出して下さい。そして，この年齢にあなたが回復していた時間を加えて下さい。回復の最も良い指標は（もしあなたが女性なら），あなたの月経が回復したかどうかです。そして，これらの合計は，この計算のためにあなたが使う年齢です。したがって，例を挙げると，もしあなたの現在の年齢が 24 歳で，あなたの拒食症が 16 歳に始まり，そしてその後，正常な月経が 2 年間続いたとすると，この計算によるあなたの年齢は 18 歳です。この方法が使用されるのは，あなたが 24 歳の平均体重であることを受け入れることができるということは可能性が低く，しかし，あなたが 18 歳の平均体重にあることは情緒的に受け入れることがたぶんできるからです。この方法は加えて，あなたの目標体重とあなた個人の情緒発達をつなげるという利点があります。上の例での目標体重は，もしあなたの身長が 5 フィート 5 インチならば，56.7kg（125 ポンド，あるいは 8 ストーン 13 ポンド）でしょう（補遺の「体重表」107 ページ参照）。

体重の恐怖のため，あなたは目標体重では幸せでないだろうことを思い出して下

さい。また，それにもかかわらず，あなたがこの体重に到達することがなければ，良くなることはできないことを思い出して下さい。200g（8オンス）低いことでさえ十分ではありません。なぜならあなたが200g低い理由は，あなた個人の正常体重にあることに対する恐怖だからです。したがって，定義によると（第1章参照），あなたはまだ拒食症であるということです。

あなたの食習慣の見直し

あなたの食べ方が変更される前に，たった今，あなたの食事に何が起こっているのか正確に知ることは重要です。あなたはこれを，自分がいつ食べるか，何を食べるか，どこで食べるか，自分がそれを多すぎだと感じたかどうか，自分がコントロールできないと感じたかどうか，自分が嘔吐したり下剤を使用したりしたかどうか，自分がカロリーを消費するため運動をしたかどうか，について毎日の詳細な記録をつけることで行うことができます。あなたの食習慣について気付くようになることは，はじめは，あなたをより悪い感情にさせるかもしれません。しかし，この領域であなたが本質的な変化を起こすことができるためには，あなたが現在どこにいるのか正確に知ることは非常に重要です。

チェック表
あなたが何を食べるかを記録するために，毎日あなたのノートの1ページ全部を使って下さい。あなたが食べてしまったことについてOKと感じるような食べ物を書き記すだけではいけません，また，もしあなたが食べ過ぎてしまったと感じても，全てを記録することを恐れてはいけません。あなたが健康的に食べている時にもう一度その記録を見直すことは，後押しになるでしょう。あなたが食べている間に，あなたの思考と感情を書き記して下さい。また後でも同様に。1日の終わりに全部を思い出そうとすることは，効果的でないでしょう。なぜならあなたが忘れたことがいつもあるでしょうから。

次の表の例を見て下さい。そして，示されているように，日付と見出しをあなたのノートの数ページに記して下さい。

表

時間	食べ物と飲み物	場所	運動／嘔吐／下剤	思考＊
8am	ブラックコーヒー3杯	台所	運動	太っていると感じる ダイエットしている
9:30am	ブラックコーヒー2杯	台所		体重を減らさなければならない
12pm	紅茶2杯	台所		私はでぶである 私は脂肪を感じる
2:30pm	スープ1杯，水1杯	台所		私は誰とも会いたくない
5:50pm	スクランブルエッグとブラックコーヒー1杯 トースト1枚，	台所		私はあまりにも食べ過ぎたと感じる
9:40pm	ブラックコーヒー1杯	居間		落ち込んだ，でぶ

＊あなたはあなたの思考と感情をわれわれが示したよりもより詳細に書き記したいでしょう。

あなたのチェック表の見直し

あなたが1週間，自分の食事をチェックしたなら，その期間全体を見て，自分の食事における何らかの傾向を同定してみて下さい。これらの傾向は，むちゃ食いをする人たちにおいて特にはっきりしているでしょう。例えば：

- あなたが少ししか食べない時が1日のうちでありますか？
- むちゃ食いが起こりやすい特定の時間がありますか？
- あなたの食事をより簡単にコントロールすることができる時間がありますか？
- あなたが食事を抜かしてしまいやすい時間がありますか？
- あなたのむちゃ食いのきっかけとなる特別な状況がありますか？
- むちゃ食いの間，あなたが食べる特定の種類の食べ物がありますか？
- あなたが全く何も食べない時間帯がありますか？
- 何も食べない時間帯はむちゃ食いのあとにしばしば続きますか？
- あなたが食べるものを制限する日は，たいていむちゃ食いのあとに続きますか？

あなたが，これらの質問に対する自分の答えを注意深く考える時，いくつかの事柄が明らかになるかもしれません。例えば，あなたは朝と午前の早い時間はあまり空腹を感じない，そのためブラックコーヒー以外はいらない，ということが明らかになるかもしれません。そしてあなたは，その日の後になって腹ペコになり，コントロールを失い食べすぎてしまったと感じやすくなるかもしれません。これが，今

度は,あなたが次の朝に多くは食べないでおこうとする可能性を高めてしまいます。1日を通して食べるのを分けたほうがずっと良いのです（84ページの「食事計画を立てる」を参照）―たとえもしあなたが朝に空腹を感じなくても。それはあなたがむちゃ食いしたくならないようにする方法です。

体重増加に対処すること

　拒食症において,回復の初期の段階での体重増加は,脂肪よりも筋肉組織と水分の割合が高く占められます。それゆえ,あなたがパニックになり,太ったと感じるかもしれませんが,体重増加は,実際は脂肪ではなく,水分貯留と筋肉の増加によるものです。あなたはまた,自分のお腹に体重の多くがついていると感じるためにパニックになるかもしれません。これは主に,あなたの消化機能がまだうまく再機能していないこと,そして,あなたのお腹に水分とガスの蓄積があることが原因です。この蓄積はあなたに膨満感を引き起こします。

　あなたはまた,一度自分が体重増加を始めようと決心したら,体重は比較的速やかに増えることを心配するかもしれません。これは,あなたが以前,脱水状態にあり,そしてあなたの体の水分バランスが回復するまで,今は水分を貯留していることによります。あなたは,特にくるぶしが腫れて見えるかもしれません。しかしこれはずっと続くものではありません（そして繰り返しますが,それは水分であり,脂肪ではありません）。食事計画に従うことによって,あなたの体重増加は,より緩やかで,より予想される程度のものでしょう。

　自分の体重に気をつけるために,自分自身の体重を,毎日あるいはたぶん1日数回測定することをしたくなるかもしれません。水分による目盛りの上での小さな上下は誇張されるので,これは,あなたをより不安にさせるのに働くだけでしょう。それは難しいでしょうが,自分での体重測定を週2回のみにするか,他の誰か,これはたぶん家庭医の診療所の看護師になるでしょうが,に体重を測ってもらうように調整するかをやってみて下さい。

　また,あなたが食事計画に基づく食事をしたあとに,あなたはパニックになり食べすぎてしまったと感じることが起こりそうです。あなたは次の食事で,あなたが食べるものを制限したい思いに駆られるかもしれません,なぜなら,あなたは自分の体重に関して起こることについて恐怖を感じているからです。この時点で,あなたが代償行為をしないことが非常に重要です,なぜなら,それはあなたの不安を高める働きしかしないからです。もしあなたが,食事摂取を操作し続けようとするなら,

あなたはあまりにも多くの複雑な要因を持つことから、あなたは計画された食事がどのようにあなたの体重に影響するのか知ることはないでしょう。その不快感に耐えることによって、あなたは自分の体重がより予想できるものであることに気付くでしょう。この章の後のほうで、不安対処についてのさらなる情報があります。

食べ物についての実践的援助

食事計画を立てる

　回復プログラムの次の段階は、管理された方法で規則的な食事を食べることを学ぶことが含まれます。これは、朝食、昼食、夕食、そしてその間の三度の間食を食べることを意味します。このような方法で規則的な食事を摂ること、そしてあなたの体重減少のためのダイエットとむちゃ食いをやめることは、あなたの体が自然な体重を見つけ出すのを援助するでしょう－もし私たちが自分の体重をコントロールしようとしなければ、私たちの体が自然と戻るような一定体重を私たちはみんな持っているのです。結局、私たちの体は、多すぎでも、少なすぎでもない、中間の体重の時に最もよく機能します。

　多くの拒食症の人たちは、もし食べ始めたら、止めることができないだろうと怖がります。しかし、この管理された食事構造は、推奨される1日の食事の量を提供するでしょうし、最適な水準で機能することができるような一定体重へあなたが回復するように促すでしょう。拒食症の人たちはしばしば、一度食べ始めたら過食になるのではないかと恐れますが、彼女たちの食事のパターンが異常のままであるときのみ起こりやすいのです。

あなたの食事計画を作成する

　あなたが、空腹の時や、ただ食べ物が必要と感じる時よりもむしろ、決められた時間に食べることが重要です。あなたが食事を拒否したり、空腹感を無視したりしてきているなら、まもなく、あなたの空腹と満腹の感覚は障害されてしまうでしょうし、あなたの身体状態を反映しないでしょう。それゆえに、あなたの食事を組み立てるはじめの段階において、あなたの体が食べ物を必要とする時に体と空腹が再びつながるためには、食事と間食の時間の計画に従うことは有用です。

　食事計画の実例を見て下さい。そしてあなたが朝食、昼食、夕食を食べるのに最も適した時間を書き記して下さい。それに、あなたが3回の間食をするよりよい時

間も加えて下さい。食べる時間の間隔はわずか3から4時間の間にすべきです。そして，これらの時間は厳密に守られるべきです―つまり，もし，あなたが特に空腹を感じていないにしても，これらの時間に，あなたは確実に食べるべきです。もし，食事を延期するのなら，あなたの食欲は軽減するでしょう；もしあなたがむちゃ食いをする人であれば，あなたは後でむちゃ食いをしたくなりやすいでしょう。

　次に挙げるのが，食事計画の実例です：

8.00 a.m.	朝食
10.30 a.m.	間食
1.00 p.m.	昼食
3.30 p.m.	間食
6.30 p.m.	夕食
9.30 p.m.	間食

　この計画の食事時間の数に動揺しないで下さい。あなた自身の計画は，あなたの特別な日課によりますが，似たようになるでしょう。もしあなたが食べることになっていない時に空腹を感じるなら，食事と食事の間が短い間隔であるということは，まもなく食べることができるだろうという認識をもって，あなたが自分自身を励ますことができます。あなたは，たぶんずっと食べ物のことを考えているので，もしあなたが数時間をつぶすのでよいのなら，気晴らしのための何かを見つけ出すこともより簡単です。

　拒食症の人たちは，最初，1日に5回あるいは6回食べるのは難しいと気付くかもしれません。しかし，この食事構造は，血糖値の水準を上げるのを維持したり，むちゃ食いに関する生理的なきっかけを軽減したりするので，非常に重要です。もしあなたが，重篤な低体重で，病院内で治療を受けているのなら，あなたは最初，再び食べるのに慣れるようにするために食べるのがより簡単な，液体のような食事を与えられるでしょう。そして，あなたはバランスの取れた食事の1人分の半分に移るでしょう，そして，最終的には1人分全部の量に増やされるでしょう。もしあなたがこれを自分自身で実行しているなら，あなたは3回の食事の時に何か食べることから始めるかもしれません，そして間食を追加し，推奨された量に増やしていくかもしれません。あなたは最初，これらの時間を守ることが困難と気付くかもしれませんが，あなたは数週間以上，これを積み重ねていくことが重要です。

　それぞれの食事あるいは間食を切り離して扱うことは有用です。もし1回の食事

あるいは間食が計画通りに進まない場合は，それにとらわれないように努めて下さい。しかしあなたが残りの計画を継続できるために，それを分けておいて下さい。先に述べたように，多くの摂食障害の人たちは完璧主義に対して苦労しています。そしてもし，1回の食事が失敗，あるいは計画通りに行かないなら，彼女たちはその日の残りの食事も帳消しにするかもしれないと思います。しかし，物事の方向を変えるのに1日の中で遅すぎるということは決してないのです。

正常な食事のための指標

　いくらかの努力で，食べ物はあなたの生活の中で再び，それほど突出した役割を果たさなくなり，そして食べることはそれほどストレスのかかる経験ではなくなることができます。次に挙げる指標は，あなたが健康的な食事を再び確立するのを援助するのが目的です―それらは規則ではありません。だからあなたはこれらに厳密に従う必要はありません：

- 1日3回の主な食事を食べることを計画して下さい。そして適切な炭水化物を含めて下さい（ジャガイモ，パスタ，シリアル）。
- それぞれの日に3回まで間食を計画して下さい。これはあなたの空腹の苦しみを軽減し，むちゃ食いの衝動を減らします。
- できれば，人前で食べて下さい。
- もしあなたが食べることに奮闘しているなら，気晴らしをして下さい。
- 食事の時間を規則的に保って下さい。
- 朝食時には適切な朝食の食べ物を（シリアル，ポリッジ，トーストなどのようなもの）；昼食時には適切な昼食の食べ物を（サンドウィッチ，パンの上に豆をのせたもの，ツナを添えた焼いたジャガイモなど），夕食時には適切な夕食の食べ物を（チキン，ボローニャ風スパゲッティなど）食べて下さい。
- あなたは何を食べているかと，いつそれを食べているかを正確に知るために，あなたの食事をあらかじめ計画して下さい。
- 次の日をあらかじめ計画して下さい。これは衝動的に食べるのを防ぐでしょう。それはまた，多くの拒食症の人たちによって感じられている大混乱の感覚を軽減させます。
- 食べ物を買いに行く前に，来週の全ての自分の食事を計画して下さい。あなたの計画にある食べ物だけを買って下さい。そして，あなたは必要なもの全てを確実にもつようにして下さい。そうすると食事を抜かすことを正当化するためにこれ

を使うことができなくなります。
- あなたが食事について最も困難を持ちやすい時間を特定して下さい。そしてその後，より安全な食べ物を使うなどして，家族や仲間と一緒に食べることを計画して下さい。
- もしあなたが自分の体重と体型についてあまりにも考えすぎているのなら，それはあなたが，不安あるいは抑うつにあるからかもしれません。あなたが抱えるどんな問題も特定しようと試みて下さい。そしてあなたの感情に対処するため拒食症的行動に向かうよりもむしろ，あなたが信頼している誰かにそれらを話して下さい。

　あなたがその週を過ごすにあわせて，これらの指標に注意するように試みて下さい。それぞれの週の終わりに，あなたの表を見て下さい。そしてあなたが食べるやり方についてのどんな変化でも，それが良いものであろうと悪いものであろうと，記して下さい。良い方向へのどんな変化もどのようにしてなされるのか，そしてあなたがそれらをどのようにして維持するのかを考えて下さい。

　もし，最初の週の後，あなたが，自分が食べたものの多くを書き留めることを忘れてしまった場合，あるいは，正常な食事のためのその指標のうち一つも実行に移せなかった場合，落胆しないで下さい。単純に，はじめに戻って，そして再び始めて下さい。もしこれがいやな作業に見えるなら，これを実行することは，あなたの生活を変える可能性をもっていること，そしてそれは，あなたを再び本当に幸せにさせるようなことをあなたができるようにすることを思い出して下さい。

食べ物の種類を選択すること

　この段階で，あなたが食事や間食で食べるために選んだ食べ物は，その日の後になって，むちゃ食い，排出，あるいは制限をあなたがしたくなるように促されることなしに食べることができる食べ物であるべきです。もしあなたが，自分が食べるべき量がわからないなら，あなたの周りの人たち，特に「正常に」食べる人と見られている人たち，が何を食べているか見て下さい。しかし，食べ物，体重，体型についてのその人自身の問題を持った誰かの真似をしないように注意して下さい。

　ある人たちは，自分の分をとり分けることはより簡単だと気がつきます。というのは，彼女たちはそれぞれの時間に同じ量を食べていることを知っているし，またそれが求められる量であることも知っているからです。これは長い目で見ると理想

的ではありませんが，あなたが正しい量で始めるには有用かもしれません。もう一つの方法は，スーパーで一人分の食事を買うことです。あなたの拒食症は，これらを不健康だと合理化するかもしれません。しかし，実際は，あなたは体重増加を怖がっているために，これらを避けようとしたいのです。

あなたが，正確に何を食べたらよいかについて困惑しないためには，述べたように，あなたが自分の食事を前もって計画することが不可欠です。毎晩，あなたの計画を，次の日の食べ物チェックシートの上の部分に書きとめて下さい。食事計画を立てて，それを守ることは，あなたが食べることの許可を自分自身に与えることに直面した時，そしてどの食べ物を食べるべきか選ぶ時に，感じているかもしれない不安を軽減するのを援助します。決断するのを取り去ってしまったら，人々は，それはやらなければならないことなので，食べることに関して罪悪感をあまり感じないとしばしば報告します。あなたもこれが有用だと気づくかもしれません。

回復の早い段階では，あなたが食事構造を確実に維持するために「安全な」食べ物にこだわることは有用かもしれません。多くの摂食障害の人たちは，パックの食べ物にこだわるのがより簡単であるとわかります―例えば，トースト2枚とベイクドビーンズ1缶―それは彼女たちが取り分けることに関して，そして自分に多くとり分けすぎたかどうかを過剰に心配する必要がないようにです。チェックシートの行が下のほうに進んで，あなたがより自信を感じている時，あなたは，自分の食事の幅が広がっていることをより気持ちよく感じるかもしれません。

一旦，正常な食習慣が回復したら，ある人たちは特別な努力が必要でしょうが，多くの過食タイプの拒食症の人たちは，排出行為も止めるでしょう。

あなたのボディイメージと自己評価を改善すること

私たちは全て，自分の体によってその人であることが特有に認識されています。そして私たちのそれぞれ1人が―そのサイズ，体型，魅力，能力，健康など，についての多くの考えと感情を持っています。研究は，多くの人たちが，不運にも，自分がどのように見えるか受け入れるのは困難であることに気付いて，そして否定的なボディイメージ（自分自身の体と人々が自分をどのように見るかについてのあなたがもつ想像図）を作り出していることを示しています。これは抑うつ，不安，社会的に自意識過剰を感じる結果となります。摂食障害の人は，自分の体と特に難しい関係にあります。研究は，もし十分に体についての受容が達成されなければ，こ

の障害はほとんど確実に持続するでしょう，ということを示しています。

あなたは，自分が良くないボディイメージと低い自己評価をもっていることを，たぶんすでに認識しているでしょう。そしてこれらのことを異なるものとしたいでしょう。まずボディイメージでは，あなたは自分のサイズと体型に関して，ほとんど確実に強く自己批判的です。あなたはとても恐ろしく，怖がっているため，自分の体に触ったり，鏡を見たりすることを避けるかもしれません。しかし，もしあなたが，自分のボディイメージを改善することができるなら，あなたは自動的に自分の自己評価ー自分が誰であるかという，あなたの基本的な情緒的感覚，を向上させるでしょう。

ある拒食症の人たちは，鏡で自分自身を見るのを避けます。そしてそれゆえに，自分がどんな姿をしているのかについて疎くなってしまいます。あなたが自分自身を見るのを避ければ避けるほど，自分がどんな姿をしているのか実際知ることがより少なくなるし，自分が想像する自分自身がより大きなものになってしまう，ということに直面することは重要なことです。

また他の拒食症の人たちは，姿見の前で自分の体を凝視し，そして自分が見ているものを軽蔑します。彼女たちは，自分が見ることができると思うどんなに少しの量の脂肪でもつまんで，自分は肥満と確信します。これらの非合理的な考えは扱われなくてはなりませんし，次に挙げる練習が援助します。

あなたのボディイメージを改善するためにあなたができること

- 自分自身に関して好きでないことだけよりもむしろ，あなたの肯定的な性質について考えて下さい。
- 鏡の前に立ち，自分の映った姿を見渡して下さい。あなたはすぐに，自分の体に関して否定的な意見を出すかもしれません。そのため，肯定的な意見をつくることで埋め合わせて下さい。この時点で自分自身について好きな点は多くないかもしれません。しかし何か見つけるように自分自身を仕向けて下さい。あなたが鏡を見る時はいつでも，あなたが作り出すどんな否定的な意見に対してもこれをして下さい。今最も重要なことですが，あなたの肯定的な意見の全てを書きとめて下さい。そして自分の体を嫌っている自分を見つけた時は，それらを全部読んで下さい。
- 鏡の前に立っているとき，自分がどう見えるかを誇張してしまうので，自分の体の一部分に焦点を当てないように努めて下さい。自分の体を全体として見て下さ

い。これは自分がどう見えるかをより正確に表わしているからです。

- あなたは、ある日鏡を見て、自分がOKにみえると思いますか、そして次の日には、自分がひどく見えると思いますか？変化しているのはあなたの体ではないのです；あなたの知覚なのです。あなたが鏡を見る時の自分の気分に気付くように努めて下さい―たぶん、あなたは、自分がOKに見えると思う日には、そこそこの満足を感じているし、自分がひどく見えると思う日には、惨めに感じているでしょう。

- あなたのボディイメージは、あなたを何らかの方法でためらわせますか？あなたはスカートをはくこと、姿見を見ること、水着を着ること、あるいは共有の更衣室の使用、を避けますか？摂食障害の人たちはしばしば、他人が自分のことをどう思うか、あるいはもし、例えば、自分がスカートをはいたら、他人はどう反応するかについて心配します。スカートをはくことで、自分のボディイメージに挑戦してみて下さい。そして実際に何が起こるか気付くように努めてください。あなたが否定的な反応をもらうという理由はありません。あなたの答えを自分のノートに書きとめ、それを参照し続けて下さい。もしあなたが男性なら、あなたに当てはまるように、この段落あたりの提案を変更して下さい。

- あなたがもっている自分自身についての歪んだ知覚に挑戦するもう一つの方法は、床の上に2本のひもを、あなたが嫌いな自分の体の部分、例えば太腿とか、のサイズと同じ幅に離して置くことです。そして、あなたがその幅を正確に推測したかどうかを見るために、ひものところに太腿を置いて下さい。あなたはたぶん、自分の太腿の幅よりもはるかに離してひもを置いたでしょう、しかし今や、自分が間違ったことを自分の目で見ることができます。あなたは信頼できる友達に、自分では簡単に見ることのできない自分の体の部分について、援助してもらうように頼むことができるでしょう。

- 一旦、あなたが回復の旅へ出発したら、もはや着ることのできない古い服を捨てずに離さないことで自分自身を苦しめてはいけません。それらをどこかへやって、放り出して下さい！

不安の対処

多くの拒食症の人たちは、不安を抱えています。それは、自分の体と体重に関して不幸であること、自分の全体的な外見、食べるか食べないかの不健康なサイクル

にはまり込んでいること，他人が自分のことをどう思うか，あるいは家族と友達から孤立していると感じているかもしれないこと，の結果として生じてきます。もしあなたが拒食症に罹患しているなら，あなたが食べる時はいつも，自分がこの特定の食べ物を食べるのを許されているのかどうかについて，そしてそれが自分の体重にどのように影響するだろうかと，たぶん怖がり不安に思うでしょう。あなたが体重を測る時はいつも，自分の体重が増えているかどうか，そして太って見えるかどうかについて，たぶん怖がり不安に思うでしょう。あなたが，自分の知っている人と会う時はいつも，彼らが自分のことをどう思っているのか，そして，自分が彼らと何かを一緒に食べることを彼らが提案するかどうか，自分は体重が増えたと彼らが思うかどうかについて，たぶん怖がり不安に思うでしょう。

　不安は交感神経系を刺激する作用があります－ある出来事に自動的に反応する脳におけるメカニズム－その作用はあなたをより緊張させ，疲れさせ，そして以前よりも不安にさせます。あなたがリラックスするのを助けるために，規則的な深呼吸とリラクゼーションの手順に従ってやってみる価値があります（この章の後にある「リラクゼーション」の項を参照）。

　あなたが，自分自身が難しい状況にあることに気付いている時－例えば，長い間会っていなかった人たちと一緒にいる－どんなに不快な感じを自分が感じるかもしれませんが，自分自身に挑戦することとちょうどあなたがいるところに留まることは有用です。その状況の中に留まると，あなたはやがて，それは耐えられるようになり，自分の不安水準もしだいに減少してくることを学ぶでしょう。あなたが不安を耐えることができるだろうということ，そしてその不安は増え続けるのではなく，むしろ減少していくだろうということを信じるのは困難です。しかし，時間がたつと，これは起こることなのです。もしあなたがその状況を避けるのなら，あなたが似たような状況に直面した次の時は，あなたの不安は実際より悪化しているでしょう。それは，唯一の出口が「逃げること」であるとあなたがより強烈に感じるからです。

　不安を理解することは，あなたを怖がらせ不安にさせることに対して挑戦するのを援助するでしょう。例えば，もしあなたが，自分の皿の上のものを全て食べ終えることを心配しているなら，あなたは自分自身が，上に示した不安の岐路に立っていることを見出すでしょう。この時点で，あなたはある食べ物を残すことにより「逃げ」道を選択することができます。それはあなたが感じている不快感をすぐに軽減することができます。あるいは「自分の感覚に留まる」道を選択することがで

図　不安レベルを理解する

あなたはもっともっと不安に感じるだろうと、そして不安は昇り続けて、耐えられなくなると想像します

もしあなたがその状況に留まり、そして感情と共にじっとしているなら、あなたの不安は再び軽減し始めるでしょう

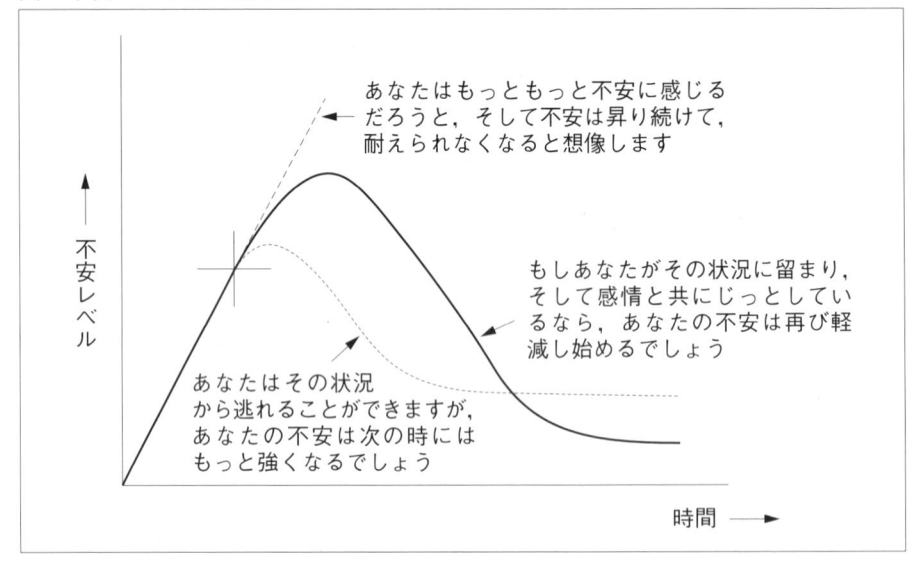

あなたはその状況から逃れることができますが、あなたの不安は次の時にはもっと強くなるでしょう

縦軸：不安レベル
横軸：時間

きます．これは食べ続け，不快感を耐えることになります．後者は，時間がたつと不安を軽減する結果となるでしょう．しかしもしあなたが，逃げ道をとるならば，これは次の食事がより困難にさえなる原因となるでしょう．なぜなら，あなたの不安はより大きくなるでしょうし，また再びよりよく感じるためにより多くの食べ物を残す必要があることをたぶん感じるでからです．あなたは不安が，今度はより多くの不安を生み出しながら，どのように悪循環になるか知ることができます．

パニック発作

　急性の過換気あるいは過呼吸―パニック発作として一般に知られています―は，拒食症の人たちにいくぶん一般的です．パニック発作は予期したストレスに対する情緒的反応です．しばしば知覚される恐怖は顕著ですが，時々パニック様の感覚の発症には明らかな理由がないこともあります．後者の場合には，理由はより早期の生活の出来事に埋められているかもしれません．カウンセラーや治療者に話すことは，埋もれた恐怖感を解放し，あなたがそれらを新しい，より扱いやすい観点で見るのを援助するかもしれません．

　パニック発作が形成されると，あなたの不安は増強されます．あなたはかき乱された不安の中，より速い呼吸が始まります．頭がもうろうとした感じと動悸，発汗，

胸部圧迫感に，不十分さ，恐怖，差し迫った破滅の不確実性の感覚が伴います。

毎日の深呼吸の練習―呼吸がゆっくりとなり，吸入においては，腹式呼吸（胸郭呼吸でなく）です―はとても役に立つ訓練です。一つの緊急の対処法は，昔ながらの良いペーパーバッグ法です。あなたの呼吸が速く，浅くなったらすぐに，紙袋を鼻と口を覆い，よりゆっくりと呼吸するように努めて下さい。袋の中で呼吸すると，あなたの排出した多くの二酸化炭素が肺の中に戻されます。それはまたあなたの呼吸を静めるでしょう。

リラクゼーション

不眠，不安，抑うつのように，ストレスに関連した問題をもつ人たちは，他の人たちより過剰に敏感なストレス反応を起こしたり，血流内に高濃度のストレスホルモンが存在したりします。このことは，あなたの脳の化学的性質に影響を及ぼし，また慢性ストレス，不安，抑うつの引き金となったり維持したりする一つの要因になります。学ぶべき役に立つ対処法はリラクゼーションです。なぜなら交感神経系の興奮を止めるのを援助するからです。

リラクゼーションは実際何ですか？

多くの人たちは，リラクゼーションはテレビを見ながら，あるいは本を読みながら，足を上げて座るのを考えます。しかしこれは厳密にはそうではありません。あなたがリラクゼーションの練習を行う時に得られる生化学的そして生理学的変化と同じ変化を，テレビを見たり，あるいは本を読んでいたりする間に得ることは不可能です。実際，テレビを見たり，他のリラクゼーション技術を利用したりしている人の脳波のパターンを記録するために脳波（EEG）モニターを使用した研究では，リラクゼーションの練習は，本当のリラクゼーションを示すアルファ波を脳が作り出すのを促すことを示しています。

深呼吸

正常の呼吸では，私たちは大気から肺の中へ酸素を取り込みます。横隔膜は収縮し，空気は胸腔に吸い込まれます。私たちが息を吐く時，私たちは二酸化炭素と他の排泄するガスを大気に吐き出します。しかし，私たちにストレスがかかり，取り乱している時は，私たちは胸腔を拡大するために肋間筋を使用する傾向があります。

私たちは，より速く呼吸し，浅く空気を吸い込みます。これは，危機的な状況において良い方法です。なぜなら，なるべく短い時間で最適な量の酸素を得ることができ，そして緊急事態に対処するために必要な特別な力を体に供給するからです。しかしある人たちは，胸式呼吸の型のままです。長時間の浅い呼吸は，私たちの身体的，情緒的健康を害するだけではありません；それは過換気，パニック発作，胸痛，めまい，胃腸障害も引き起こしかねません。

　もしあなたが，速くそして浅く呼吸をしているのなら，あなたはこの深呼吸訓練に従うことが勧められます：

深呼吸訓練

　次に挙げる訓練は，理想的には，毎日実施されるべきです。
1　自分が最低30分は1人でいるとわかっている暖かい部屋で，自分を快適にして下さい。
2　目を閉じ，リラックスするように努めて下さい。
3　しだいに自分の呼吸をゆっくりとし，息を吸うのと吐くのをできるだけ均等にして下さい。
4　あなたが息を吸うにつれて，自分の腹部を上の方に膨らませて下さい。（あなたの胸部はほとんど動かない）
5　あなたが息を吐くにつれて，自分の腹部を平らにさせて下さい。

　なめらかに，簡単なリズムになるように数分かけて下さい。心配や気を散らすものが浮かび上がってきても，それらにこだわってはいけません。それらが自分のこころの外へ流れ出るのを待って下さい―そして自分の呼吸に再び焦点を当てて下さい。

　四角を思い描いて下さい。息を吸い込むのにつれてその四角の一番上に沿って動き，そして息を吐くのにつれて一方の側を降りていって下さい。息を吸い込むのにつれて底辺にそって動き，そしてその後息を吐くのにつれてもう一方の側を上っていって下さい。自分の深呼吸のリズムに合わせて四角を辿っていけるように繰り返して下さい。この方法に焦点を当てることは，他のことを考えることを避けるのをあなたに援助するかもしれないし，またあなたがリラックスするのを助けるかもしれません。

　もしあなたが，その訓練を終える準備ができたと感じるなら，目を開けて下さ

い。一方に体を向け，そして起き上がる前に，覚醒するのに十分な時間をかけて下さい。

練習で，あなたは横隔膜を非常に自然に動かして，呼吸し始めるでしょう—そしてストレスの時には，あなたはそんなに努力することなしに，自分の呼吸を修正することができるでしょう。

リラクゼーション運動
　あなたが，自分は簡単な呼吸リズムに到達したと感じる時，あなたは次のリラクゼーション運動に移ることができます：

　あなたがゆっくり，そして均等に呼吸し続けながら，自分自身が，たぶん，静かにちょろちょろと流れる小川のそばの，青々とした，穏やかな田舎に囲まれているのを想像して下さい—あるいは，たぶん，人けのない熱帯の海岸にいて，やしの葉が揺らいでいる下で，海の音を聞きながら，自分の心配とケアから数千マイルも離れていることを想像して下さい。暖かい太陽，静かなそよ風，そしてそれの穏やかさ全てが，あなたを洗うようにして下さい・・・

　この段階であなたが感じる落ち着きは，その訓練を頻回に繰り返すことにより強められます—1日に1回か2回が最もよいです。十分な時間が与えられるなら，あなたは，自分がストレスを感じる時はいつでも，心の落ち着いた状態へと切り替えることができるでしょう。呼吸法の改善は，今度は，筋肉と結合組織に役立つ，より良い循環と酸素化をもたらします。リラックスした心はまた，集中力と短期記憶を大きく促進します。

あなたの関係性を改善すること

　あなたの個人的関係性が，あなたの拒食症にどのように影響しているか考えることは重要なことです。拒食症のある人は，自分の対人関係を損なわれないまま保つことができてきたのかもしれません。しかし他の多くは，身体的にも情緒的にも距離を置いてきているでしょう。一方，関係性の問題は，最初の時点での自分の状態の引き金となったかもしれません。治療の中で専門家と共に，この状況を検討する

ことは望ましいのですが，あなたが，自分自身を援助するためにやってみることができるいくつかのことがあります。

あなたの関係性を評価する

もしあなたが，一緒に住んでいないものの，かつて近い関係だった家族の一員との関係性を改善したいと望むなら，これは接触を新たにするには良い時です。彼らを訪問することがあまりにも怖い場合は，電話をしてみて下さい。おしゃべりは会うことへ導くでしょう，そしてそこで，あなたはその特定の人との関係性を取り戻す機会を持つことになるでしょう。

過去の友達に関する部分では，最初に，自分の生活の中で彼らの存在が価値あるものかどうかを評価することが賢明でしょう。それは対等な関係でしたか，あるいは，あなたが友達よりも努力をしていると気付きましたか？例えば，あなたは全てのやりくりをする人でしたか？あなたは，友達があなたを心地よくするためにそこにいるよりも，自分が友達を心地よくするためにそこにいることが多かったですか？もしそうならば，あなたはこの関係性を改善するために，後の項の「自分自身をはっきりと表現する」に挙げられている自己主張の段階のいくつかに従うことを望むかもしれません。もし変化がなければ，あなたはその友達関係を元通りにしないことを選択するかもしれません。しかし，あなたが友達のためにそこにいたのと同じくらい，その友達があなたのためにそこにいたのなら，あなたはたぶん，彼らと再び連絡をとることを望むでしょう。もし電話でさえあまりにも難しそうなら，あなたは手紙を書くか，あるいはEメールを送ることができます。それはあなたが拒食症に伴う自分の問題を説明する機会を与えるでしょうし，また彼らに自分が今回復の途中であることを知らせるでしょう。

このように，あなたの過去の友達関係の全てを評価して下さい。そしてその後，家族と友達との現在の関係を見直して下さい。多くの拒食症の人たちは，自分に近い人たちから，自分が食べ物について苦労していることをうまく隠すことに成功したと思っています。しかし，これはしばしばそうではありません。そして友達と家族は，食べ物が生活を乗っとるにつれて，拒食症の人のパーソナリティと行動の変化に気付いています。体重減少も隠すのは困難です，しかし友達と親戚は，彼ら自身が，その話題を持ち出すことはできると思わないかもしれません。自分の奮闘を率直に話すことは，他人をより近く引き寄せる効果をもちます。豊富でバランスの取れた関係のネットワークは，大きな支援になり，そしてあなたの幸福と良好な心

理的な健康を回復する最も重要な方法の一つです。
　あなたの関係性を評価する時，自分自身の行動と，それが持つそれぞれの関係性への影響を考えることは重要です。

受動的そして攻撃的行動
　あなたはかつて，誰かに何か言いたいけれども，衝突するのを避けるためそうしなかった自分に気付いたことがありますか？あなたはかつて，何かするように頼まれ，いやと言いたかったことがありましたか？拒食症の人たちは，しばしば受動的な行動を示します。そして自分自身が欲しいものを費やして他人を喜ばせようとします。その結果，彼女たちは目立たなくなります。なぜなら，決断は彼女たちのためになされますが，誰も彼女たちの好き嫌いや，必要とするもの，何を優先させるのかについてはっきりわからないからです。
　あなたは，自分がしたくなかったこと，そして自分がいやといえなかったことをしてしまったかもしれません。しかし，それが成功しないように妨害してしまったり，あるいは，あなたが実際に感じたものを知らせるための皮肉な批評をしてしまったりしたかもしれません。人々は，自分の要求について率直に話すことをしないで，自分が欲しいものを手に入れる際に回り道をしばしばしています。彼らは間接的な攻撃的態度をとっています。そして自分が欲しいものを手に入れるために，他人を懲らしめ，あるいはひそかに傷つけるのを試みながら，自分が劣っている立場を依然としてとっています。彼らは，自分たちのメッセージを伝えるために，罪悪感，皮肉，あるいは他の間接的な方法を使うかもしれません。
　あなたは非常に怒りを感じ，それが高まるのにまかせ，そして何も言うことができない感じとなり，ついに暴力的な爆発となったかもしれません。誰かが攻撃的（脅し，過酷な要求）になった時は，効果的な意思疎通の余地はありません。攻撃的な行動は利己主義的であり，あなたが自分自身の感情と要求だけに焦点を当てることを意味します。そして，他人の権利を考えることなく，自分の欲しいものを他人が自分に与えるように仕向けます。あなたは自分が要求したものを結局は手に入れるにもかかわらず，この意思疎通の方法は，長期的にみて，あなたの関係性を非常にだめにしかねません。

自分自身をはっきりと表現する
　自己主張をするということは，不適切な情緒的手段を使うことなく，正直で，直

接的で，率直な方法で自分の求めているものを伝えることです。それは，あなたの周囲の他人がそうであるように，あなたが価値ある人であること，そして意見をもち生活を楽しむ資格があるという原則に基づいています。ある人たちは，自己主張をするということはわがままであると思っています。しかし，その逆が真実です：自己主張はあなたの権利，要求，感情，同様に他の人のそれらの重要性を認識しています。

　自己主張をすることは，いつも簡単であるというわけではありません。しかし練習すると，次に挙げるポイントが，あなたが明確に，正直に，直接的な方法で意思疎通することを援助するでしょう：

- あなたが求めていることについて，そしてあなたがその状況についてどう感じているかについて明確にして下さい。
- 会話するのに適切な時と場所を選んで下さい（すなわち，あなたが取り乱している時ではありません）。
- 適切なボディーランゲージを使用して下さい：あなたたちが，必ず共に同じ高さにあるようにしなさい（すなわち，お互い座っている，あるいはお互い立っています）；視線を合わせ続けて下さい。
- あわただしく話さないようにして下さい。そして声を張り上げないようにして下さい。
- あなたが求めていることを明確に，そして簡潔に言って下さい；穏やかに，そして論点をはずさないようにして下さい。
- 他人を攻撃したり，非難したりすることなく，その状況があなたをどのように感じさせるのかを説明して下さい。
- 具体的な例を用いて下さい。
- 感情について話すとき，「あなた」のかわりに「私」と「私たち」を使って下さい。
- お互いが満足のいく状況に達するために，他の人と協力して作業することを目的として下さい；あなたの提案を採用することについての相互利益を説明して下さい。
- もし，他の人が反対するならば，彼あるいは彼女の意見を聞く間，あなたの論点を繰り返し続けて下さい。
- もし，他の人が攻撃的になるなら，話がそれないように努めて下さい。かわりに，論点を変えずに，他の事柄は後で扱うことを伝えて下さい。もし必要なら，繰り

返して下さい。
- もし，他の人が話をそらそうとするなら，穏やかにそれを指摘してあなたのメッセージを繰り返して下さい。
- 懇願したり，愚痴をこぼしたりのような，受動的な態度をとってはいけません。
- 他の人が言わなければならないことを聞いて下さい。
- あなたが何事もあやふやでないかどうか尋ねて下さい。
- 一方的な会話よりもむしろ，対話が続くようにするため，他の人にフィードバックを―彼あるいは彼女が何を考えているかを―求めて下さい。
- あなたの関心事を聞いてくれたことに対して感謝して下さい。

　拒食症の人たちはしばしば，自分の感覚と意見が，自分の周りの人たちのそれと同じくらい重要であると信じることに苦労しています。不快感を表現することや，他人と対決するよりも，関係を維持することのほうが重要であるようにしばしば見えます。しかし，これは対等でない関係を導きます。そしてこれは不幸の源になり，拒食症的思考を維持する役目を果たしてしまいます。拒食症は，両親が敏感な子どもに自分たちの感情を表現することが困難とわかった時に起こります。持続する意思疎通の困難さは，その後，子どもがいまだ子どもであるか，あるいは今や大人であるかに関わらず，問題であり続けます。

身近な誰かを変化するように促すこと
　あなたの家族が，率直に話すことを始めるように援助するために，あなたの担当医に家族療法ユニットを紹介してもらうように頼むのは良い考えです。また，前の項で述べた自己主張に関する提案を実行に移すことは価値があります。もし，例えば，あなたが，自分の家族と自分自身との間の会話の困難さが，多くのあなたの問題の根本原因であると感じているならば，それは単に，あなたの家族を遠ざける役目を果すだけになるかもしれません。
　しかし，あなたは例えば次のようにいうことができるでしょう。「もし自分たちが問題などを抱えているなら，私たちはどのように感じているかについてお互いめったに話し合いません―しかし，私は，もし私たちがやってみることができるのなら本当に良いのだがと思います。私は，そうすることは私の拒食症を克服することを援助してくれるだろうと思っています。あなたはどう思いますか？」。彼らは考えを隠すことなく開け広げているかもしれません。あるいは，あなたは彼らが防衛

的に返答するのに気付くかもしれません．しかし，あなたの家族のコミュニケーションのパターンは長年かかって形成されてきたのであり，そのため，すぐには変化しないだろうことを思い出して下さい．

　もしあなたが，家族や身近な友達の行動によって，あなたの拒食症の一因となると感じるなら，それについて彼らに話して下さい．あなたの生活からそのような人たちを取り除くことは，いつもできるわけではないし，あるいは健康的であるわけではありません．しかし，あなたは彼らに変わるように励ましてみることができます．私たちが効果的に意思疎通するのに失敗した時，他人がどのように誤解し，あるいは立腹するかを見ることは簡単です．しかし，生涯の習慣を変えるのは難しいことです．それは，自分の考えを再び整理し話す前に，自分の考えを分析することを意味しているからです．しかし，人々が聞き始めた時，人々があなたの拒食症を克服しようとするあなたの努力を支援し始める時，あなたは自分の努力に対して報いられるでしょう．ことに，もし彼らの行動があなたの問題の一因となってしまっているなら，彼らに対してそのことについて注意深く話すと，全く異なってきます．もしそうでなければ，あなたの担当医は，あなたとあなたの家族を地域の治療のための家族ユニットへ紹介することができることを忘れてはいけません．

問題解決

　拒食症の人は，問題に反応して，むちゃ食いやさらに自分自身を飢餓状態にさせるかもしれません．しばしば問題は明らかです．しかし他の時は，正確に何があなたを苦しめているのかを確かめることは難しいかもしれません．あなたは，自分が不安と不幸を感じ，そのためむちゃ食いや飢餓への衝動，あるいは醜いと感じる衝動に，より影響を受けやすいこと知るだけかもしれません．

　あなたは次に挙げるこれらの手順により，問題を扱うことを学ぶことができます：

- 問題は実際何であるかについてしっかり考えて下さい．そしてその後，あなたのノートの末尾のページにできるだけ明確に書き記して下さい．
- あなたの問題に対する可能な解決法全てを熟考して下さい．それらのいくつかは突拍子もなく見えたとしても．それらを全て書き記して下さい．
- 全ての解決法をしっかり見てみて下さい．何が正確に関わっているのかを考えながら．あなたが最も現実的に進めることができる解決法のうちどれかを決めて下

さい。そしてそれが効果的であろうとなかろうと。
- あなたが選択した解決法を実行して下さい。
- 事の後に，何が起こったかを見てみて下さい。そしてあなたの解決法が効果的であったかどうかを考えて下さい。もし事がうまくいかなかったなら，より良い結果を導くために，あなたが何をしたかもしれないのかをよく考えて下さい。

この問題解決技法は広く用いられ，大きな成功をおさめています。そのうち，解決法を考え出すことは，第2の性質になるでしょう。あなたが生活において，より幸福に，そしてより能力があると感じるように援助しながら，あなたは，身近な関係性の中での破壊的なサイクルを壊すことさえできるはずです。

否定的な考えに挑戦する

私たちは普通は，自分自身の考えに疑問を抱きません―私たちはしばしば，自分の頭の中で思考が駆け巡っていることに気付くことさえありません。しかし，私たちの思考が非常に否定的である時，私たちはこれらが正確で真実であると信じる傾向があります。そしてこれらが問題のある行動をあおりかねません。例えば，金遣いが良くないと思っている男性は，金遣いを良くしようとするのをやめてしまうかもしれません；試験に落ちるだろうと確信している少女は，試験に備えて復習しないかもしれないし，そしてそのため試験に落ちるかもしれません。これらの否定的思考は，私たちの行動，そして私たちの人生が取る道筋さえ決めてしまう非合理的な偽りです。

次に挙げる自動思考と観念は，拒食症の人の内的世界の例です：
- 私は自分の体を嫌っています。もし私がいくらか体重が減るなら，人々は私をもっと好きになるでしょう。
- もし私が細いなら，私の生活はとっても良くなるでしょう。
- とても太っていることは，私を役に立たないと感じさせます。
- 私は，自分が見られたいと思うようには決して見られないでしょう。

幸運にも，そのような非合理的な思考と観念は変えることができます。人生に対する新しい，より肯定的なアプローチを学ぶことは可能です。第一に，あなたは自分の非合理的な思考と観念を，それらが何であるのかのために，そしてそれらが引

表

状況	非合理的思考	非合理的感情
家族パーティー	彼らはみんな私がひどく醜いと思うでしょう、なぜなら私は太っているから。私に話したいと思う人は誰もいないでしょう。私はイベント全部をだいなしにするでしょう。	悲しい，疎外された

き起こす行動のために，認識する必要があります。あなたの否定的な思考と感情を自分のノートに書き記すこと，そして実際にそれらを分析してみることは，それらが非合理的であるという事実を非常に明白にすることができます。そのことは，あなたをより気付かせます。

ここに，拒食症の人たちに，共通して大きな不安を抱かせるような出来事である家族パーティーに先立ち，非合理的な思考と感情になりうる一例があります。

この例は，拒食症が人の思考をいかに非合理的にするかをまさに示しています。まだ分析がなければ，潜在的な反論はたじろいでいます。あなたの自動的な否定的思考と，それらがいかに，あなたがその時行うことに影響を与えているかに気付くことによって，あなたが，どれだけしばしば，他人が考えあるいは行うことについての憶測をしているのか，あるいは実際に起こるようにこれらの最悪の場合の筋書きをつくっているかもしれないかに気付くでしょう。例えば，自分自身と自分の体重についての感じ方のためにパーティーで孤立していることは，他人に，自分たちがあなたを取り乱させるような何かをしてしまったと思わせたり，あるいはあなたはパーティーを楽しんでいないと思わせたりする原因となるかもしれません。これは，今度は，雰囲気や，あるいは議論の原因となるかもしれません。あるいは，混ざり合った自己憐憫，罪悪感，自己嫌悪を経験しながら，あなたは家に留まるように自分自身に話すことで終わるかもしれません。

自分自身の思考と感情が家族パーティーの前にはどうであったか想像してみて下さい。そしてそれから，あなたが書いたことを客観的に見て下さい。あなたの思考と感情は理にかなっていますか？あなたは，そもそも，他の人たちが何を考えているのかはっきりと知っていますか？私たちが自分自身に対して考えていることに基づいて，彼らが何を考えているかを憶測することは簡単です。私たちはこの方法で，否定的感情に挑戦する時，その状況の現実性がすぐに明らかになります。

そうすると，あなたは否定的な思考の一組を再評価し，そして続いて克服しま

表

状況	非合理的思考	非合理的感情	代替思考	解決法
家族パーティーでの立食	もし私が家族の前で食べるなら，彼らは私が貪欲で，食べるべきでないと思うでしょう，なぜなら私はとても太っているから	恥ずかしい	私は他の人たちが何を考えているかについて仮定している―私は読心術はできない！他の人たちは食べ物の周りで私を見ている，なぜなら彼らは私のことについて心配していて，私に食べて欲しいからです	食事計画をあくまでも守って下さい，そしてなぜ私がそれをしているのかを思い出して下さい。もし私がパーティーで食べることができないだろうと知っているならば，出かける前に私は必ず食べるようにして下さい，あるいは食べるのに「安全な」何かを持っていって下さい

す―しかし，それが素早くもう一つの問題に置き換わるのに気付くだけです。あなたはパーティーに出席する決心をしました，しかし今は仲間たちの中で食べることについて心配しています。

　あなたの思考を書き記すことは，あなたがそれらをより離れた視点で見ることを援助します。なぜなら，あなたは上の例から見ることができるからです。ここに，代わりの思考を列挙した欄があり，可能な解決法が付け加えられています。

　あなたが次にジレンマに出くわし，非合理的に考え始めた時，自分の考えを書き記し，一歩引いた冷静な目でそれらを見て下さい。そしてそれらが本当は何であるか確かめて下さい。もしそれらが実際に非合理的であれば，解決法を考えてみて下さい。あなたが，その解決法で行動できるかどうかは別の問題です―しかしあなたが解決法を考えることをしっかり決めれば決めるほど，それらに基づいて行動するのがより容易になります。

　ノートを手元近くにおいて下さい。そしてあなたの否定的な思考全てを，それらがあなたの心をよぎるにつれて，書き記すことを習慣として下さい。それぞれを異なった視点から見て下さい。そしてそれが非合理的かどうか公正に判断して下さい。もし非合理的であれば，その思考が引き起こすような非合理的な感情，そしてもちろん結果としての行動を考えて下さい。否定的な思考が何であるかを認識することは，回復への道を進む大きな飛躍です。

回復の維持

　拒食症の特質は，回復への困難な道を生み出します。あなたたちの大半は，あなたが自分自身で何とかしているか，訓練された手引きに従うかに関わらず，つまずきを経験するでしょう。しかし，もしあなたが既に行動の計画を立てていたなら，本来の道に戻ることができるでしょうということはより起こりやすいことです。次に挙げる対処法は，潜在的な落とし穴についてあなたに警告し，また物事が逆戻り始めたら，それらの方向を変える援助をするかもしれません。

　拒食症と対決している人が，飢餓状態への衝動，これはたぶんむちゃ食いと排出の時期が散在しますが，を持ち続けることは普通です。もしあなたがこの衝動に持続的に取り囲まれていたなら，あなたはそれに屈するかどうか，あるいはあなたが回復プログラムを続けるかどうかを選ぶことができることを自分に話しかけることができます。あなたの食べ物に対するこだわりが非常に強い場合，あるいは，もしあなたが自分の体重と体型について過剰に不安を感じているならば，気晴らしをし，忙しくするようにしてみて下さい。

　最も一般的に利用される気晴らしの方法の一つは，髪を洗うことです。これはいつでも「利用可能」で，また他の誰にも頼ることがありません。あなたがこれ以上否定的な思考に対処することができないと感じる時，髪を洗うことはあなたをキッチンから押し出すでしょう，そして髪を洗うのと食べるのは同時に行うことはできないのです！それは，気を取り直し，再びやる気を出す時間を与えます。自己評価が改善するにつれて，あなたはよく見え，またよく感じることもまた，起こりやすいことです。

　キッチンから出て行くか，あるいはむちゃ食いする手段がそこにないように食べ物が手に届く場所から離れて下さい。あなたは，自分が昔のパターンに逆戻りしがちなところで，ずっとあなたを援助することができる支持的な友達や親類に会うように調整することができるでしょう。そうでなければ，あなたは次に挙げるうちの一つを考えて下さい。

- リラクゼーションテープを聴いて下さい。あるいは93～95ページに記載してあるリラクゼーション技法を，思い描くのを用いながら，やり通して下さい；
- あなたを奮起させる，あるいはリラックスさせる音楽を聴いて下さい；
- あなたを穏やかにさせるような友達あるいは親類に電話をして下さい；
- あなたがどう感じているかを書き記して下さい；

- 本を読んで下さい；
- 楽器を演奏して下さい；
- 絵を描いて下さい。

あなたの引き金に気付くこと

　幸運にもこの時点までに，あなたは，自分がコントロール感覚を回復するために，食べ物を利用することに対していつが最も弱いのかについていくらかの考えを持っているでしょう。食べ物を利用することによって和らげたいと思う苦痛な感情を引き起こすような特定の状況があるかもしれません。あなたがいつ最も危険性があるかに気付くことによって，あなたは自分の食事計画を守り，代償的な行動を利用することをやめるように援助するためのいくらかの安全な手段を設定することができます。あなたが危機的な状況に置かれた時それはより困難です。そこで先のことを考え，不測の事態に対する計画を持って下さい。

　例えば，もしあなたが友達と飲みに出かけようとしているなら，あなたは彼らといっしょに自分が軽食を食べることが難しいことがわかるかもしれませんし，あるいは，そのタイミングが変更されてしまうかもしれないとわかるかもしれません。それならば，あなたは自分が必要としている時に，食べるために軽食堂に行くことができるでしょう。あるいは，もしあなたが自分は特定の食事の後には気分が悪くなりがちであると感じているなら，あなたは自分を気晴らしするための，友達や家族の援助を得ることができるでしょう。あるいは家の外に出て，そして危険な場所から外に出ることができるでしょう。

あなたの昔の考え方に逆戻りすること

　もしあなたが，自分が持続的に昔の否定的な考え方に逆戻りするのに気付いたら，自分の日記を再び見てみて下さいそして「否定的な考えに挑戦する」と「問題解決」で自分が記載したことを再び読んで下さい。凝り固まった思考パターンを変えることは容易ではありません。しかしそれは可能です。今は少しの努力で，あなたが自分自身をより肯定的な視点で見ることを学ぶでしょう，そしてそれが，あなたがより良いボディイメージに到達するのを援助するでしょう，ということを思い出して下さい。

　全てが圧倒するように感じる日々には，あなたがより肯定的に感じている時に，自分自身に宛てて書いた手紙を持っていることが有効かもしれません。これは自分

の強さ，能力，成功，そして戦い続けるための戦略を思い出させるいくつかを含んでいます．あなたが既に到達したこと，そしてもし自分が進み続けるなら事はどのようになるかを思い出して下さい．

自助グループ

今，多くの地域で拒食症の自助グループがあります．このようなグループに参加することの有利な点は以下の通りです：

- あなたが病院に行く時とは違って，あなたは「病気」を持った患者のように感じません．
- グループのみんなは同じ状況にあります．
- 電話ヘルプラインを通して，いつでも連絡が取れるグループメンバー，彼らは仲間の病人のための危機介入として行動しています，がいるかもしれません．
- メンバーは，お互いのための全般的支援ネットワークとして行動します．支援を実際提供することができるメンバーたちは，自分の自己評価を非常に高めます．
- 自助グループはまた，あなたが社会的に，グループの外で会うことができるような新しい友達を作る機会を提供します．

自助グループは計り知れないほど貴重な励ましを拒食症の人に提供しますが，あなたが案内と支持をグループに完全に依存しないことは重要なことです．しかし，自助グループは，この本における助言に対する有益な補助になります．あなたはまた，専門家から治療を受けている間に自助グループに参加することができます．

そして最後に・・・

もしこの本を読んだ後に，あなたがこの本の勧めに従うことができないと感じても，がっかりしないで下さい．回復に遅すぎるということは決してないことをいつも思い出して下さい．しかしあなたは助けを得なければなりません．あなたの家族に話して下さい．加えて，あなたの家庭医に話して下さい．家庭医は，あなたの領域における専門的な援助の最も良い供給源を知っているでしょう．幸運を祈ります！

【自助グループ】

名称：日本摂食障害ネットワーク

アドレス：http://www.ednetwork.jp/

補遺：体重表

メートル 年齢	1.42	1.45	1.47	1.50	1.52	1.55	1.58	1.60	1.63	1.65	1.68	1.70	1.73	1.75	1.78
15	38.1	39.9	41.7	43.5	45.4	47.2	49.0	50.8	52.2	54.0	55.8	57.6	59.4	61.2	63.0
16	40.8	42.2	44.0	45.4	47.2	48.5	50.3	51.7	53.5	54.9	56.7	58.1	59.9	61.2	63.0
17	42.6	44.0	45.8	47.2	48.5	49.9	51.3	53.1	54.4	55.8	57.2	58.5	60.3	61.7	63.0
18	43.5	44.9	46.3	47.6	49.4	50.8	52.2	53.5	54.9	56.7	58.1	59.4	60.8	62.1	64.0
19	44.0	45.4	46.7	48.1	49.9	51.3	52.6	54.0	55.3	57.2	58.5	59.9	61.2	62.6	64.4
20	44.5	45.8	47.2	48.5	49.9	51.7	53.1	54.4	55.8	57.2	59.0	60.3	61.7	63.0	64.4
21	44.5	45.8	47.2	49.0	50.3	51.7	53.1	54.4	56.2	57.6	59.0	60.3	61.7	63.5	64.9
22	44.5	46.3	47.6	49.0	50.3	51.7	53.5	54.9	56.2	57.6	59.0	60.8	62.1	63.5	64.9
23	44.5	46.3	47.6	49.0	50.3	51.7	53.5	54.9	56.2	57.6	59.0	60.8	62.1	63.5	64.9
24	44.9	46.3	48.1	49.4	50.8	52.2	53.5	54.9	56.2	57.6	59.0	60.3	61.7	63.5	64.9
27	45.4	46.7	48.1	49.4	50.8	52.6	54.0	55.3	56.7	58.1	59.4	60.8	62.1	63.5	65.3
32	46.7	48.1	49.4	50.8	52.2	53.5	54.9	56.2	57.6	59.0	60.3	61.7	63.0	64.4	65.8
37	48.1	49.4	50.8	52.2	53.5	54.9	56.2	57.6	59.0	60.3	61.7	63.0	64.4	65.8	67.1
42	50.3	51.7	53.1	54.4	55.8	57.2	58.5	59.9	60.8	62.1	63.5	64.9	66.2	67.6	68.9
47	52.2	53.5	54.4	55.8	57.2	58.5	59.9	61.2	62.6	64.0	65.3	66.2	67.6	68.9	70.3
52	53.1	54.4	55.8	57.2	58.1	59.4	60.8	62.1	63.5	64.4	65.8	67.1	68.5	69.9	70.8
57	53.1	54.4	55.8	57.2	58.5	59.4	60.8	62.1	63.5	64.9	65.8	67.1	68.5	69.9	71.2
62	52.6	54.0	55.3	56.2	57.6	59.0	60.3	61.7	62.6	64.0	65.3	66.7	68.0	68.9	70.3
67	51.3	52.6	54.0	55.3	56.2	57.6	59.0	60.3	61.7	62.6	64.0	65.3	66.7	68.0	68.9

年齢と身長による平均体重（女性）

補遺：体重表

メートル 年齢	1.52	1.55	1.58	1.60	1.63	1.65	1.68	1.70	1.73	1.75	1.78	1.80	1.83	1.85	1.88
15	43.5	45.8	47.6	49.4	51.3	53.1	55.3	57.2	59.0	60.8	62.6	64.9	66.7	68.5	70.3
16	44.9	47.2	49.0	50.8	52.6	54.4	56.2	58.1	59.9	61.7	63.5	66.2	67.6	69.4	71.2
17	46.7	48.5	50.3	52.2	54.4	55.8	57.6	59.4	61.2	63.0	64.9	66.7	68.5	70.3	72.1
18	48.1	49.9	51.3	53.1	54.9	56.7	58.5	60.3	62.1	64.0	65.8	67.1	68.9	70.8	72.6
19	49.4	50.8	52.6	54.4	56.2	58.1	59.9	61.2	63.0	64.9	66.7	68.0	69.9	71.7	73.5
20	50.3	52.2	54.0	55.3	57.2	59.0	60.8	62.1	64.0	65.8	67.1	68.9	70.8	72.1	73.9
21	51.7	53.1	54.9	56.2	58.1	59.9	61.2	63.0	64.4	66.2	68.0	69.4	71.2	72.6	74.4
22	52.2	54.0	55.3	57.2	59.0	60.3	62.1	63.5	65.3	67.1	68.5	70.3	71.7	73.5	75.8
23	52.6	54.4	56.2	57.6	59.4	60.8	62.6	64.4	65.8	67.6	68.9	70.8	72.6	73.9	75.8
24	53.1	54.9	56.2	58.1	59.9	61.2	63.0	64.4	66.2	68.0	69.4	71.2	72.6	74.4	76.2
27	53.5	54.9	56.7	58.5	59.9	61.7	63.5	65.3	66.7	68.5	70.3	71.7	73.5	75.3	76.7
32	54.4	55.8	57.6	59.4	60.8	62.6	64.4	66.2	67.6	69.4	71.2	72.6	74.4	76.2	78.0
37	54.9	56.2	58.1	59.9	61.7	63.0	64.9	66.7	68.0	69.9	71.7	73.5	74.8	76.7	78.5
42	54.9	56.7	58.1	59.9	61.7	63.0	64.9	66.7	68.0	69.9	71.7	73.5	74.8	76.7	78.5
47	55.3	56.7	58.5	60.3	61.7	63.5	65.3	67.1	68.5	70.3	72.1	73.5	75.3	77.1	78.9
52	55.3	57.2	59.0	60.8	62.1	64.0	65.8	67.1	68.9	70.8	72.1	73.9	75.8	77.1	78.9
57	55.8	57.6	59.4	60.8	62.6	64.4	66.2	67.6	69.4	71.2	72.6	74.4	76.2	77.6	79.4
62	56.2	58.1	59.9	61.2	63.0	64.9	66.2	68.0	69.9	71.7	73.0	74.8	76.7	78.0	79.8
67	56.7	58.5	60.3	61.7	63.5	65.3	66.7	68.5	70.3	71.7	73.5	75.3	77.1	78.5	80.3

身 長

年齢と身長による平均体重（男性）

索　引

【欧　文】

Arthur Crisp …………………………8
body mass index（BMI）……………14, 80
Gerald Russell ………………………7
Hilde Bruch …………………………7
Mental Health Act …………………62
National Institute of Clinical Excellence
　（NICE）……………………………63
Sir William Gull ……………………7
St Wilgefortis ………………………7, 8

【ア】

アルコールと薬物乱用 ………………22
怒りの対処 ……………………………70
イギリス保健・臨床先端研究所 ………63
胃酸逆流 ………………………………30
一卵性双生児 …………………………5
遺伝 ……………………………………5
遺伝的素因 ……………………………39
運動 ……………………………………70
栄養士 …………………………………58
黄体ホルモン …………………………26
嘔吐 ……………………………………2

【カ】

外傷 ……………………………………39
回復過程 ………………………………56
過活動 …………………………………2
学習障害 ………………………………47
過剰な運動と活動 ……………………20

家族療法 ………………………………65
型にはまった考え ……………………14
過量服薬 ………………………………23
環境 ……………………………………5
関係性 …………………………………95
感情障害 ………………………………4
完全菜食主義者 ………………………17
観念 ……………………………………101
完璧主義 ………………………………13
キーワーカー …………………………58
飢餓状態 ………………………………27
危険因子 ………………………………40
危険な性的行動 ………………………23
儀式的行動 ……………………………12
虐待 ……………………………………39
拒食症の男性 …………………………73
芸術療法 ………………………………69
下剤 ……………………………………2, 19
月経 ……………………………………2
月経周期 ………………………………45
抗うつ薬 ………………………………67
広汎性拒絶症候群 ……………………4
骨減少症 ………………………………27
骨粗鬆症 ………………………………27
子どもの入院治療 ……………………72

【サ】

サイコドラマ …………………………69
菜食主義者 ……………………………16
催吐薬 …………………………………20

サイン	41
作業療法士	58
三環系抗うつ薬	67
思考過程	10
自己主張	97
自己評価	33
自己誘発性嘔吐	18
思春期	2, 32
自傷	22
自助グループ	106
自動思考	101
死亡率	1
指名看護師	58
社会的圧力	37
社会的引きこもり	13
集団精神療法	70
集団療法	68
宿便	30
受胎能力	45
受動的そして攻撃的行動	97
食事計画	84
食事制限	16
食事調理法	69
食習慣	38
食物拒否情緒障害	4
腎機能低下	30
神経性食欲不振症	1
神経性大食症	1
深呼吸	93
身体認識	70
心電図（ECG）	29
スキーマに焦点付けられた認知行動療法	67

生活技能	68
生殖システム	26
精神保健法	62
精神力動的治療	64
性的虐待	39
青年期	32
性欲	2
前思春期	32
選択的摂食	4
選択的セロトニン再取り込み阻害薬（SSRI）	67
専門看護師	58
損害減少入院ケア	71

【タ】

ダイエット	2, 16
ダイエット薬	17
体温調節	26
体脂肪指標	43
代謝	27
体重測定	43
体重を減らす強い欲求	11
対人関係	95
多衝動的行動	22
脱灰	27
多発性卵胞嚢胞	26
食べ物へのこだわり	11
短期滞在入院計画	72
男性	6
地域社会メンタルヘルスチーム	59
注意欠陥多動性障害（ADHD）	47
治療意欲向上作業	64

治療同盟 …………………………57
デイケア …………………………61
低知能 ……………………………47
同一性 ……………………………32
同性愛者 ………………………4, 6
特定不能の摂食障害 ……………1

【ナ】

入院治療 …………………………61
入院鼻腔栄養 ……………………62
二卵性双生児 ……………………5
妊娠 ………………………………45
脳性麻痺 …………………………47

【ハ】

パニック発作 ……………………92
標準認知行動療法 ………………66
不安 ………………………………90
浮腫 ………………………………25
弁証法的行動療法 ………………65
ボディイメージ ……………34, 88

【マ】

マインドフルネス ………………65
ミネラル欠乏 ……………………27
無月経 ……………………………45
むちゃ食い行動 …………………17
むちゃ食い障害 …………………1
メディア …………………………36
免疫システム ……………………28
目標体重 …………………………63
モノアミン酸化阻害薬 …………67

【ヤ】

抑うつ ……………………………14
予後 ………………………………6

【ラ】

ラッセルサイン …………………18
卵胞刺激ホルモン ………………26
利尿剤 …………………………2, 19
流産 ………………………………46
リラクゼーション ………………93
臨床心理士 ………………………58

© 2010　　　　　　　　　　　　　　　第1版発行　2010年2月22日

拒食症の克服

（定価はカバーに表示してあります）

訳　　和　田　良　久

検	印
省	略

発行者　　　　　服　部　治　夫
発行所　　株式会社　新興医学出版社
〒113-0033　東京都文京区本郷6丁目26番8号
電話　03（3816）2853　　FAX　03（3816）2895

印刷　株式会社 藤美社　　ISBN978-4-88002-808-8　　郵便振替　00120-8-191625

- ・本書の複製権・上映権・譲渡権・公衆送信権（送信可能化権を含む）は株式会社新興医学出版社が保有します。
- ・JCOPY〈(社) 出版者著作権管理機構 委託出版物〉
本書の無断複写は著作権法上での例外を除き禁じられています。複写される場合は、そのつど事前に(社)出版者著作権管理機構（電話 03-3513-6969、FAX 03-3513-6979、e-mail: info@jcopy.or.jp）の許諾を得てください。